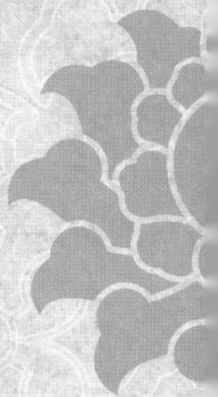

云南白药研究与应用

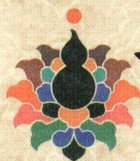

YUNNAN BAIYAO YANJIU YU YINGYONG

云南白药集团股份有限公司 编撰

云南出版集团公司
云南科技出版社
·昆明·

图书在版编目（ＣＩＰ）数据

云南白药研究与应用/云南白药集团股份有限公司
编撰. 一昆明：云南科技出版社，2014.11
ISBN 978-7-5416-8647-4

Ⅰ.①云… Ⅱ.①云… Ⅲ.①云南白药-研究 Ⅳ.
①R286

中国版本图书馆CIP数据核字(2014)第291675号

责任编辑：李　红
封面设计：李欣芮　娄　偻
责任印制：翟　苑
责任校对：叶水金

云南出版集团公司
云南科技出版社出版发行
（昆明市环城西路609号云南新闻出版大楼　邮政编码：650034）
昆明市五华区教育委员会印刷厂印刷　全国新华书店经销
开本：889mm×1194mm 1/32　印张：7.75　字数：250千字
2014年11月第1版　2015年4月第1次印刷
定价：38.00元

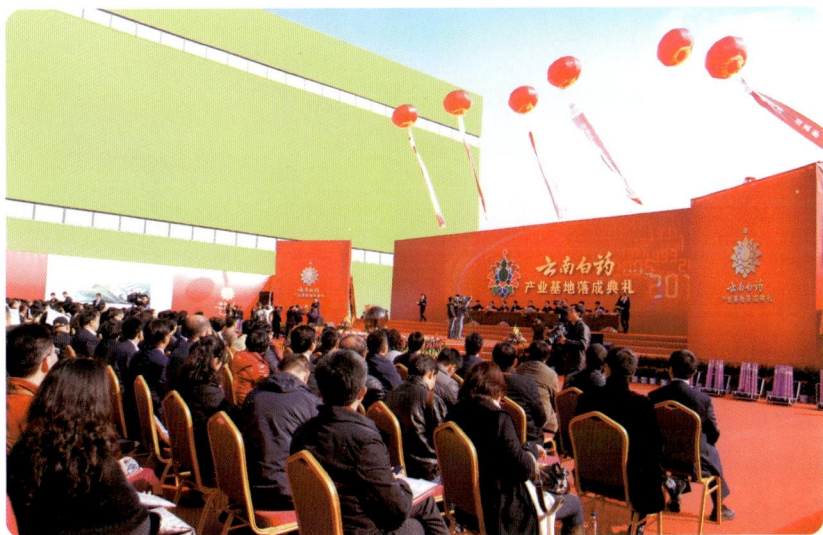

云南白药产业基地落成典礼

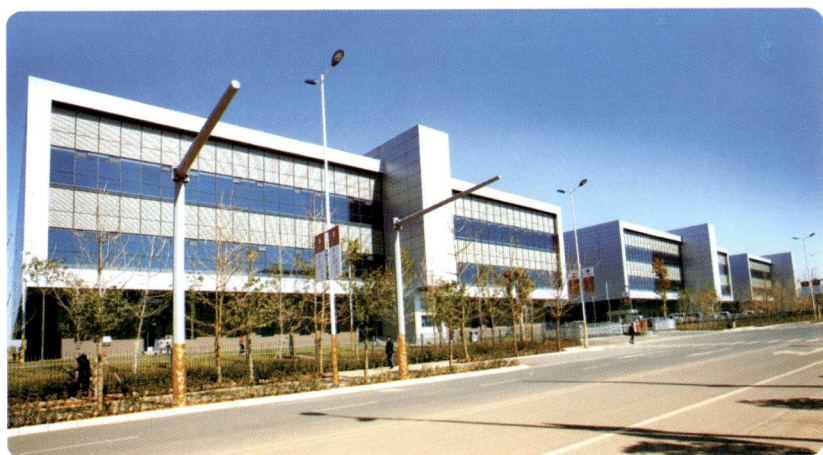

新的产业园区

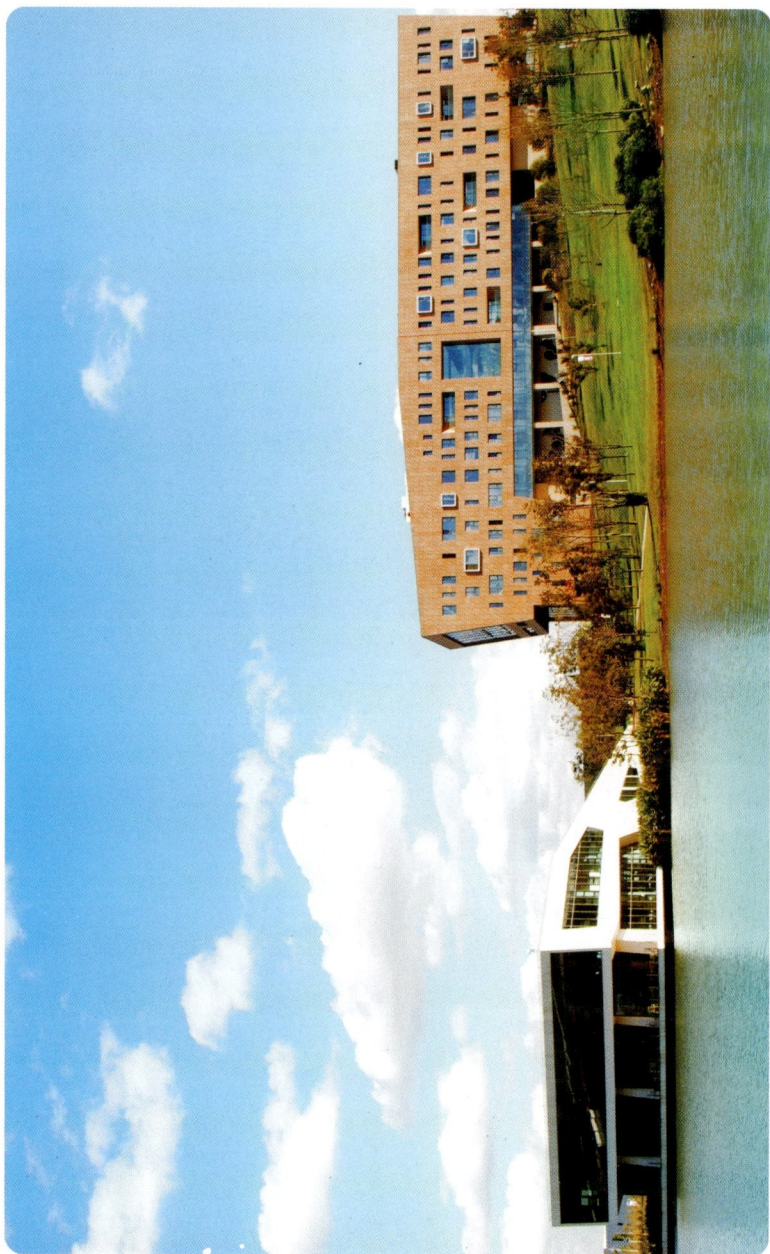

云南白药集团总部大楼（右）、水上餐厅（左）

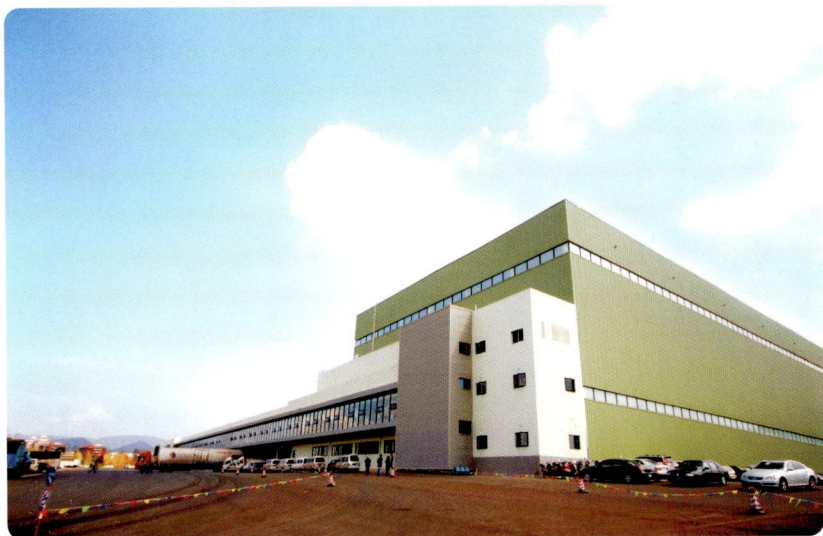

物流园区外景

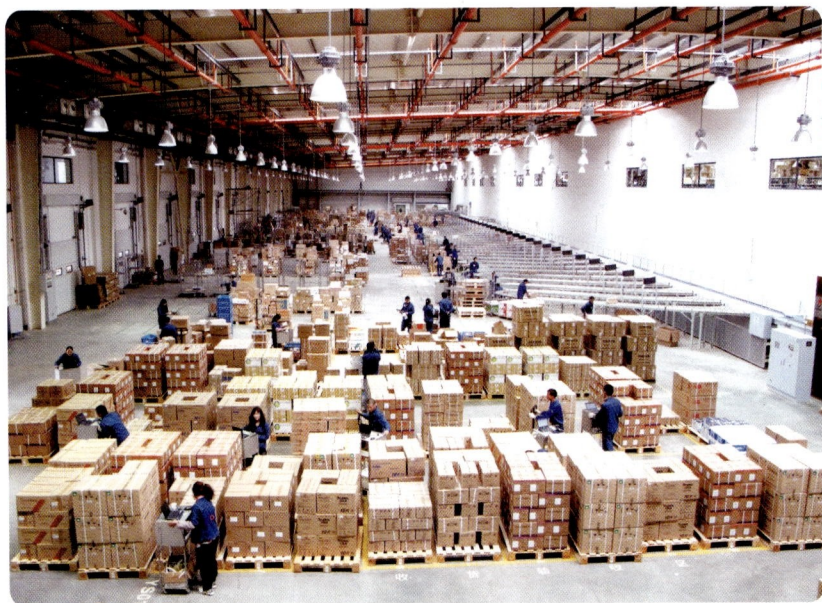

物流园区内部

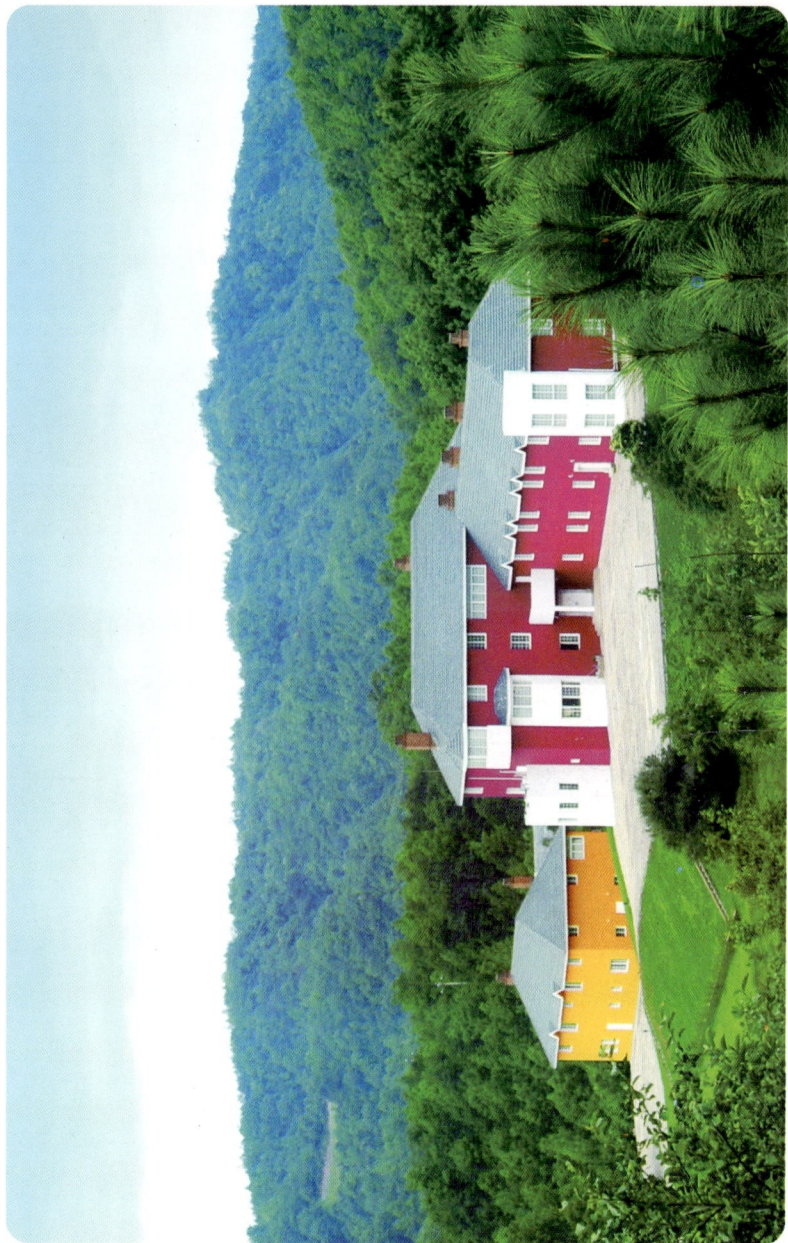

云南白药武定种植基地

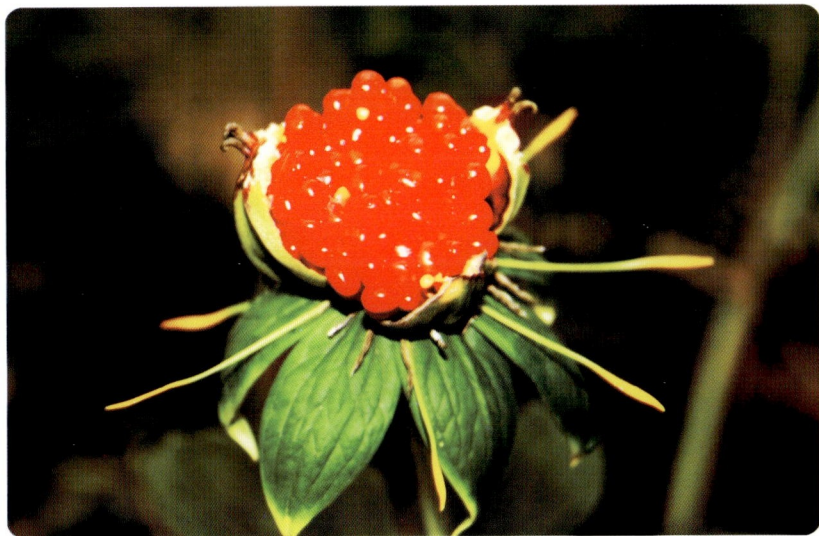

武定种植基地的重楼

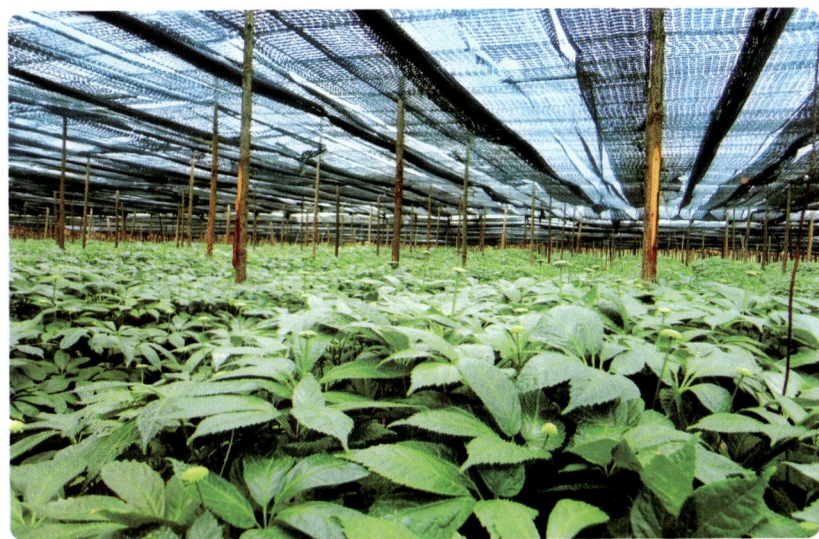

云南白药文山三七种植基地的在棚

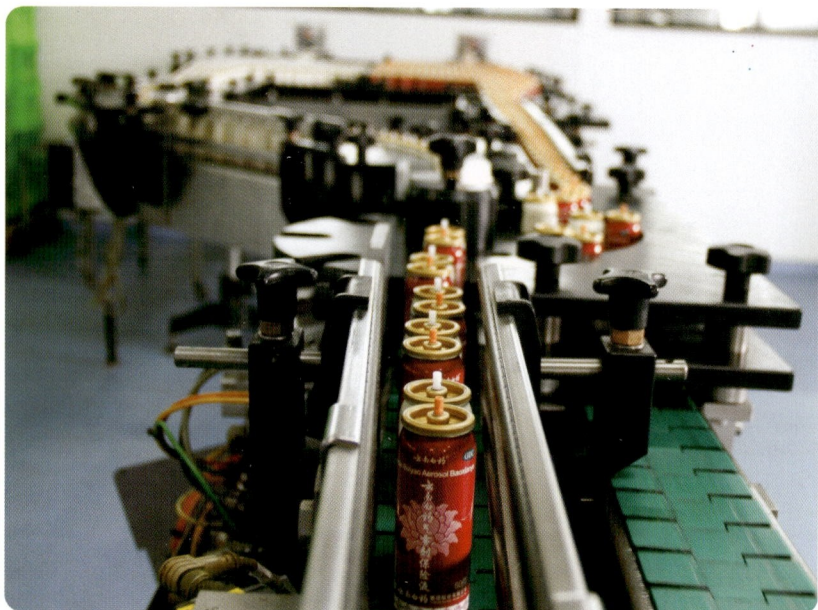

云南白药气雾剂生产线

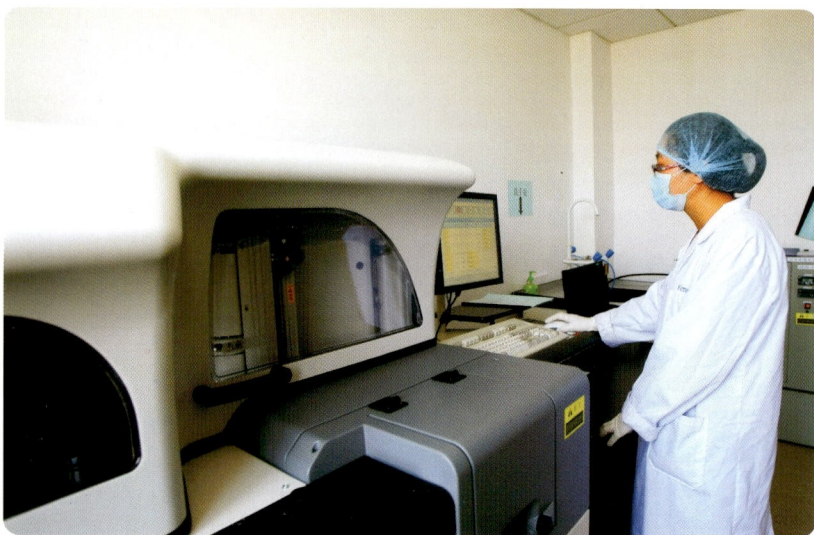

技术人员使用全自动生化分析仪进行检测

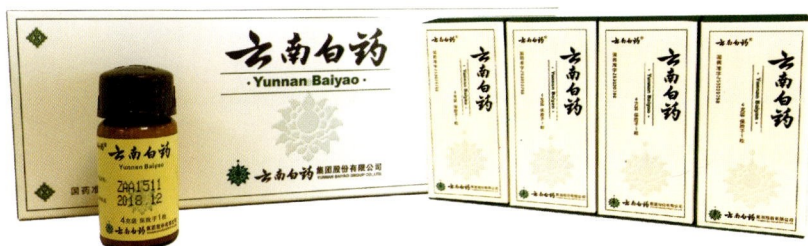

云南白药（粉剂）

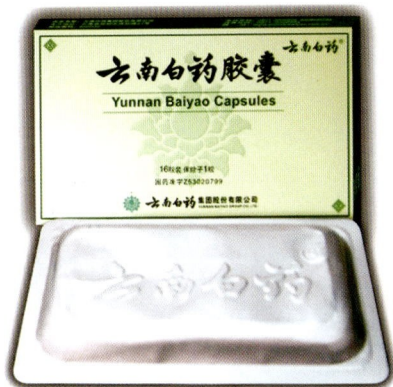

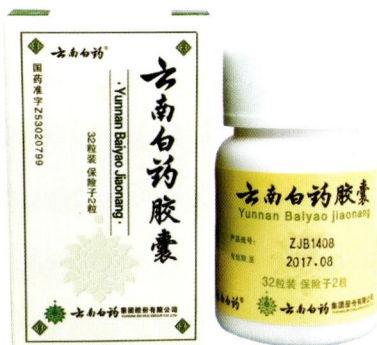

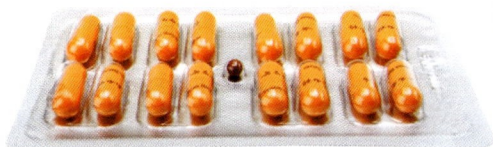

云南白药胶囊

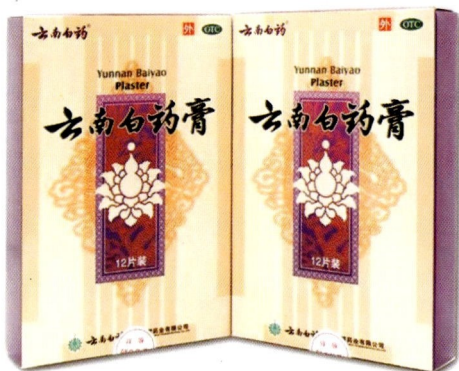

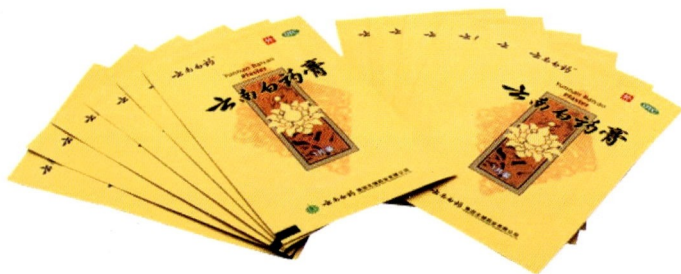

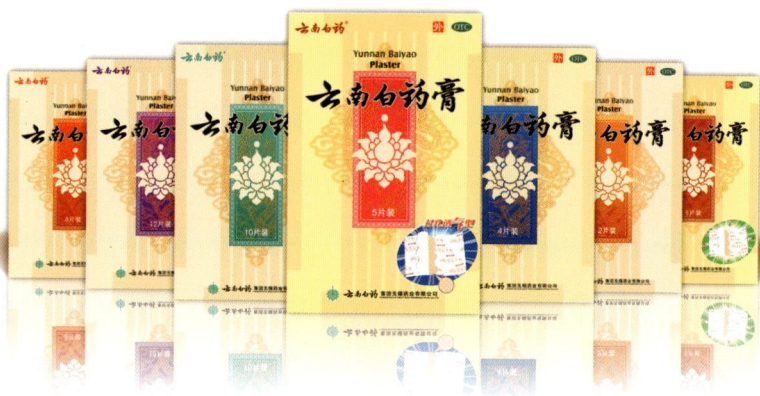

云南白药膏

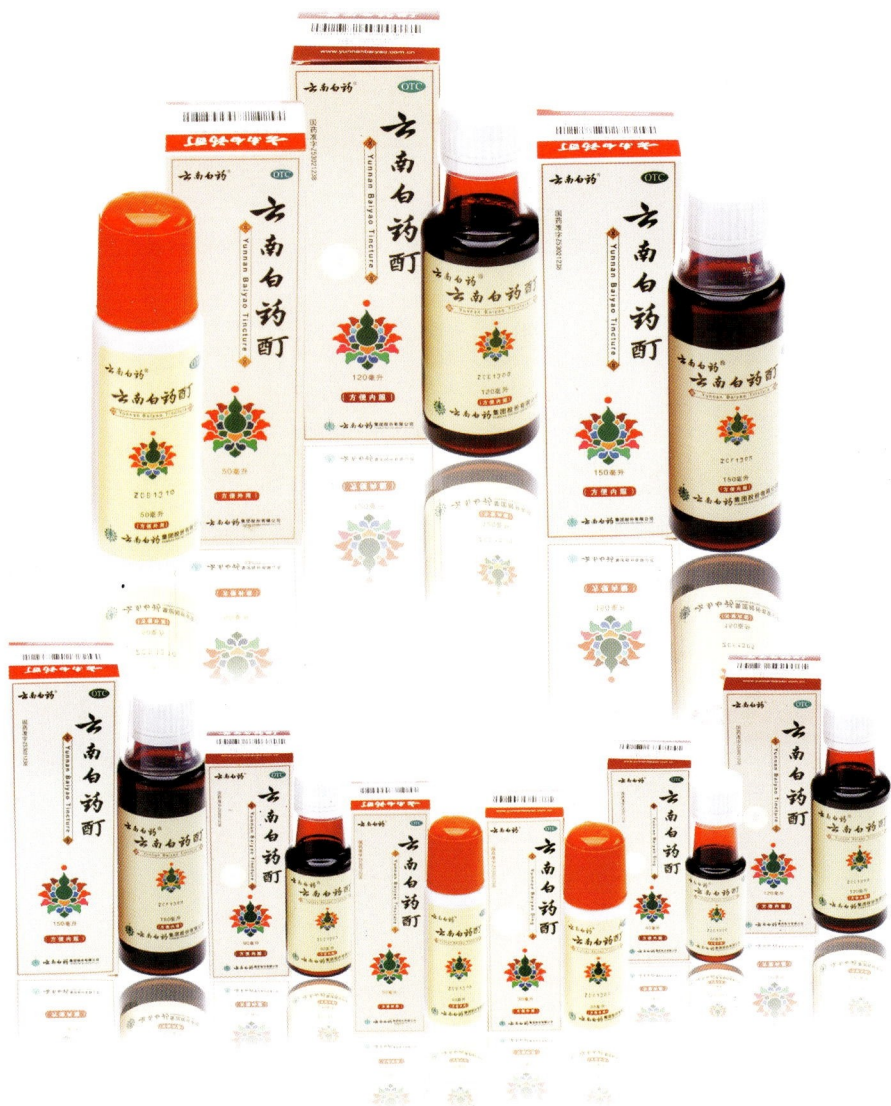

云南白药酊

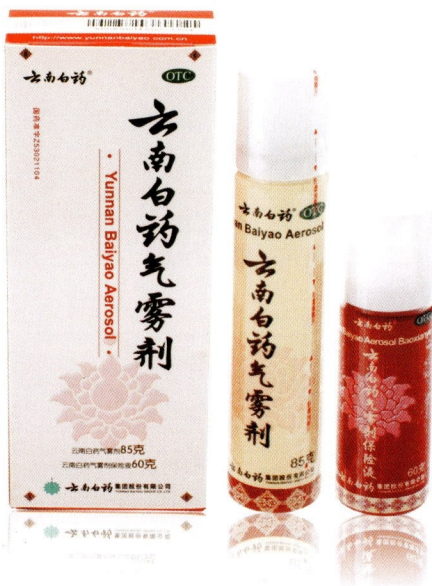

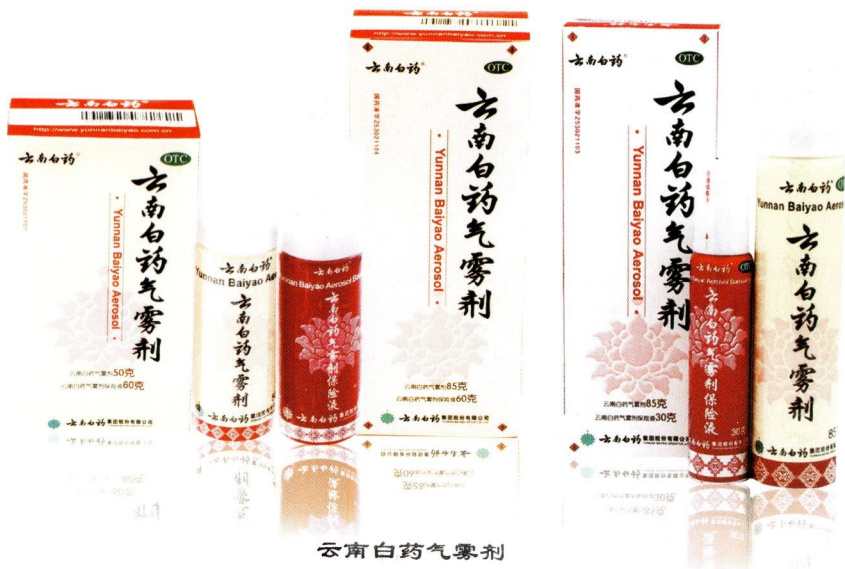

云南白药气雾剂

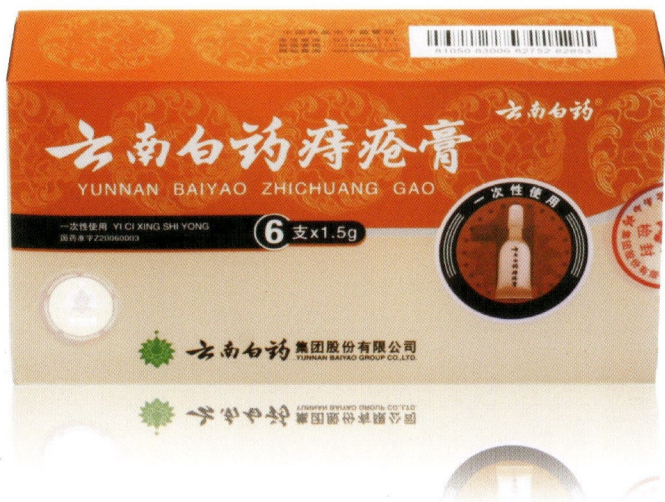

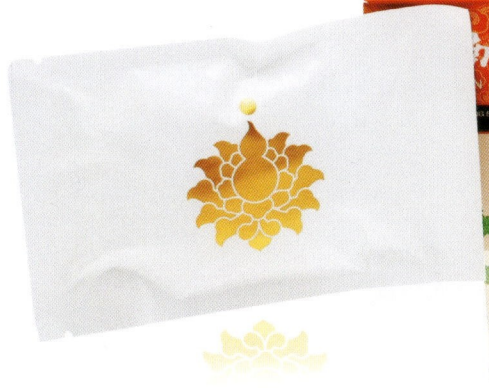

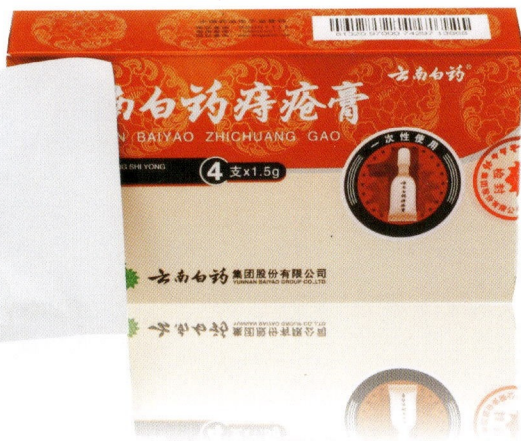

云南白药痔疮膏

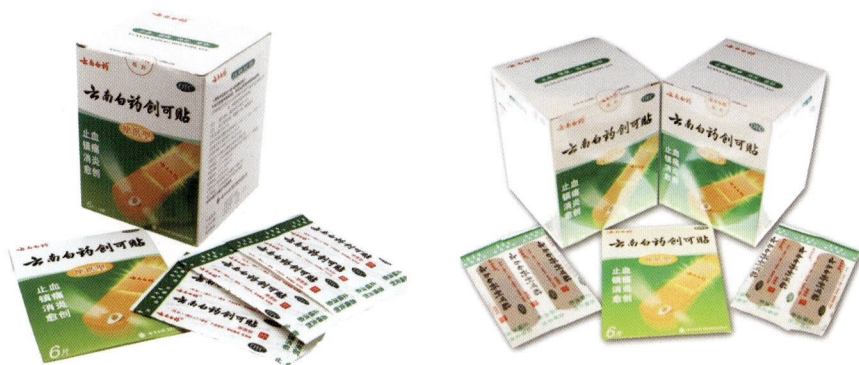

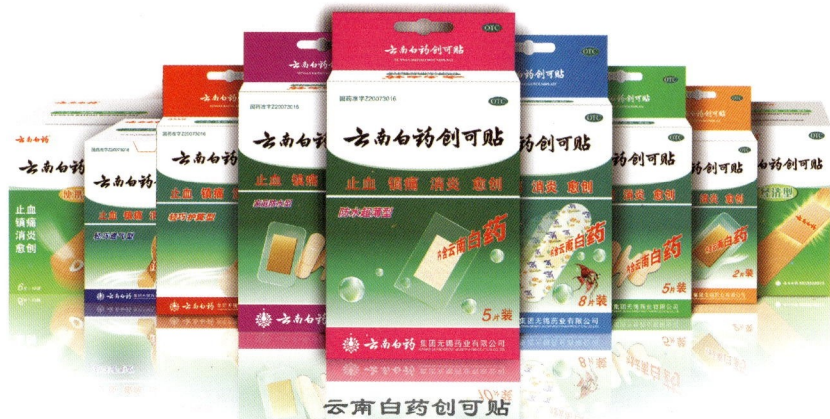

序

最近，云南白药集团写了一本介绍云南白药的新书，除介绍云南白药的各种新剂型外，重点介绍了白药的药理及临床应用。作为较早参与云南白药原植物化学成分的研究者，此次我得到了云南白药集团的隆重邀请，为本书作序，我自然责无旁贷。

我想说明的是，药学是一门综合学科，以天然植物药为例，包括植物定名、资源评价、化学分离、结构鉴定、活性筛选、生产工艺、药理研究、毒理研究、各期临床、审查批准以及规范生产等。就我而言，我只是和我的研究团队研究了云南白药原植物的化学成分。由于云南白药是国家保密处方，我依法不能在本序中介绍我们的研究成果，而就本书而言，重点介绍了云南白药的药理和临床应用，我也借此机会，谈一些我个人的观点。

首先，我介绍云南白药是什么性质的中成药及其发展历程。1902 年，曲焕章先生研制成功百宝丹，应该说

1

既有他本人的努力与不断改进的刻苦精神，又有他敢于吸取他人经验的勇气。曲焕章的研制过程可谓艰辛，他早年家境贫寒，外出谋生，在个旧患病就医于当地名医姚连钧，愈后拜姚连钧为师，学习数年后在滇南行医。他根据学到的知识和自己的用药经验，研制成功百宝丹。此药既用了云南的传统中药，又用了云南特产的民族民间药，应该说这是一个将中药与民族民间药相结合的成功典范。曲焕章先生不仅是研药高手而且经营有方，1902 年研制成功百宝丹后，成立了百宝丹药房销售百宝丹。官民各界反映疗效很好，名声大振，因需量甚大，故在昆明成立了曲焕章大药房，将百宝丹改名为曲焕章万应百宝丹，产量大增。抗日战争时，曲焕章大量捐献万应百宝丹受到抗日官兵的欢迎与应用，应该说是一种爱国壮举。新中国成立后，曲焕章夫人缪兰英在 1955 年将曲焕章万应百宝丹处方献给昆明制药厂，该厂派高级工程师接收整理，并将万应百宝丹改名为民间流行的云南白药名称。后云南白药部门从昆明制药厂分出，逐步发展成今天的云南白药集团。

其次，我想简介国内外学者研究云南白药的报告和编著的有关书籍。众所周知，云南白药不仅在内地畅销，而且远销中国港澳地区，以及包括东南亚在内的世界各国，特别是国外华人社区。有志研究者很容易取得研究样品。通过研究云南白药化学成分并进而可以大概推测一些原植物。1979 年，美国威斯康星大学 Ravikumar 报告鉴定了两种甾体皂苷。另一些研究报告谓白药有人参二醇和人参三醇（水解产物）。季申等在 2001 年《中成药》杂志上报告了云南白药和重楼均含一种甾体皂苷。2009 年国华、吴华芹编著《云南白药》一书，由中国医药科技出版社公开出版发行。书中附了他们认为的云南白药处方，主要介绍临床应用，所附处方似乎有真有假。我曾于 1982 年以柯云笔名在《科学报》上写过一篇《初步揭开云南白药之谜》的文章，报告我们的阶段性成果，但未涉及处方。借作序机会我还想就网络热炒的草乌问题，谈一下我的个人观点。乌头属植物有很多种，特别是《中华人民共和国药典》收录的中药，如川乌和附片等。中药川乌又称天雄。未经炮制的川乌是有毒的，中医几不应用，即使用也多用制川乌，以减少毒副作用。川乌中含多类型生物碱，其中主要类型生物碱如乌头碱类是有毒的，但经独特炮制就可以去除羟基上所接脂肪酸或芳酸，如酸类全部去除，毒性就可降低一千分之一至二千分之一，这就是炮制后附片应用较广的原因。云南白药集团最近已公开承认云南白药中含有一种云南民间草乌，因此，检出草乌中含乌头类生物碱是十分容易的事情，不值得炒作。因这种草乌是经过炮制的，并且云南白药已经使用了 110 多年，只要按说明书使用是安全的。当然，药品不是食品，是能治病的特殊商品，不能用超过说明书所规定的大剂量使用。顺便指出，约1800年前张仲景所著《伤寒论》，其中不少处方皆用附片，如四逆汤，附片是主药，今《中华人民共和国药典》亦收此处方，未报告有不良反应。

最后，我想指出的是，今日的云南白药已不是当年粉剂一种剂型而是有多种剂型，这就方便了患者。本书已作了很好的介绍。我想说这也是不容易的事情，据我所知是经历该厂两代人的努力和历届领导的鼓励和支持。我想指出云南白药应继续开拓创新，不能满足现状，仍然会有较大的发展空间。

云南白药集团发展成为云南最大的制药企业，既有国家领导人如周恩来、胡锦涛、习近平的指示、鼓励以及云南省领导的关怀，也有集团历届领导特别是现任领导的正确领导以及勇于进取的精神。

借作序机会，祝云南白药上接蓝天，随白云腾飞，飞得更高更远；下接地气，造福万民，更加辉煌。

中国科学院院士　周俊

前　言

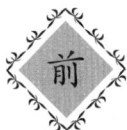

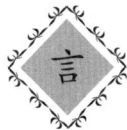

　　云南白药是由曲焕章先生在 1902 年发明的。历经
112 年，誉满中外，历久不衰，见证了中华民族的伟大
复兴，并被誉为伤科圣药，是我国民族民间医药的一面
辉煌旗帜。它凝聚了中国传统文化的精髓和中华民族深
厚的民族情感，以其厚重的历史底蕴，彰显着中华民族
丰富的创造力和中国中医药文化的强大生命力。

　　经过几代白药人不懈努力，1971 年根据周恩来总理
的指示，一个专业化生产的云南白药厂诞生；1993 年深
交所上市；1999 年企业再造，如今云南白药集团已成为
集中药材栽培和标准制定、生产制造、新药研发、药品
流通、药店零售等领域实力强、规模大、品牌优的高科
技现代大型医药企业集团，中国中药的顶尖品牌。公司
产品以云南白药系列、三七系列和云南民族特色药品系
列为主，共 17 种剂型 300 余个产品，畅销中国内地、港
澳及东南亚市场，并逐渐进入日本和欧美地区等发达国

家市场。

2002年，由高崇昆主编、云南科技出版社出版发行的《云南白药探秘——云南白药研究与应用》一书，十余年来供医药界专家、学者的学术研究及药师医师的临床应用，给予了极大的参考、指导作用，并不断发扬光大。如基础研究不断深入、临床应用不断扩大，并已被制成散剂、胶囊剂、气雾剂、贴膏剂、酊水剂、创可贴等多种剂型，广泛应用于内科、外科、妇科、儿科、五官科、皮肤科等多种疾病的治疗，成为主治各种跌打损伤、红肿疮毒、妇科血症、咽喉肿痛和慢性胃病等疾病的首选药品。

云南白药集团近十余年的迅猛发展，得益于公司自身对产品的研究日趋深入：在药理方面，多角度探索云南白药的作用机理；通过系统的毒理学研究，从急性毒性、长期毒性、一般药理学、遗传毒性、生殖毒性等方面再次全面评价了云南白药的安全性；临床研究方面，在"十一五"国家科技部重大专项"云南白药胶囊技术改造"等大型国家项目资助下，对云南白药产品的安全性和有效性进行了充分的临床验证。随着临床交流活动频繁开展，医师对云南白药临床应用结合医药学的进步，也进行了大量新用途、新方法的探索研究，国内外期刊关于云南白药的文献也层出不穷。因此，为了将云南白药药理、毒理、作用机理、临床使用进行更好的呈现，我们查阅、收集了关于云南白药最新的药理研究，以及国内外多位知名专家多年工作经验的宝贵总结，并将临床文献通过精心筛选、分类，集结成册，期望能为广大医药学工作者奉献一本新颖、科学、简明、实用的《云南白药研究与应用》参考书籍，也为研究者以后进行更深入的研究创造条件、打下基础。

　　本书的编撰得到了相关专家、学者及云南白药集团股份有限公司领导的大力支持，也得到了云南科技出版社给予的积极协助，在此，深表谢意。

　　由于编者水平及资料收集有限，难免存在不足与疏漏，殷切希望广大读者提出宝贵意见，以便进一步修订和完善。

编　者

3

目　　录

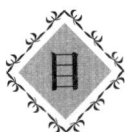

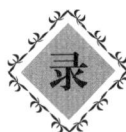

2

3

4

第一章　概　述

第一节　曲焕章与云南白药

云南白药的发明人曲焕章先生，字星阶，云南江川县赵官村人，生于1880年，他的一生与云南白药的发明、发展、兴旺、成名密不可分。

曲焕章幼年时，父母先后去世，与三姐相依为命，三姐嫁到本村袁槐家后，曲焕章便在袁家学习伤科用药和治伤技能，18岁时便已是当地小有名气的伤科医师。曲焕章既注意学习和继承祖国传统医药学，又注重向当地民族、民间医师学习，收集民族民间方药，博采众家之长，苦心钻研，勤于实践，终于在1902年配制出能治疗多种伤病，使用简便，具有神奇功效的云南白药。

1916年，曲焕章将白药呈送云南省警察厅卫生所检验合格，列案为优，白药成为正式的药品，允许公开出售。1922年，曲焕章来到昆明，在南强街开业行医，由于当时叫"白药"的药品很多，于是他给白药另起一新名叫"百宝丹"。后来他用百宝丹为滇军吴学显军长治好了当时大医院认为只有截肢才能保命的腿伤，吴十分高兴，安排军乐队在全城四处宣扬曲焕章的医术和百宝丹，并推荐给云南督军唐继尧，唐继尧委任曲焕章为东陆医院滇医部主任，并赠"药冠南滇"匾额，曲焕章及百宝丹获得了较高的声誉。由于百宝丹使用简便，效果显著，滇军外出打仗，不少官兵随身携带，以解伤病之危。1931年，曲焕章辞去东陆医院滇医部主任职务，在昆明金碧路建造了气势宏大的

1

"曲焕章大药房"，开始规模化生产和销售曲焕章万应百宝丹。

1935年4月，红军长征经过云南，截获了一批国民党物资，其中就有曲焕章万应百宝丹，这批百宝丹为治疗红军伤病员立下了汗马功劳。毛泽东的夫人贺子珍在威信受伤，时任红一军团政委的杨尚昆在沾益城外的白水被敌机炸伤，均靠百宝丹治愈，得以顺利走完长征。

七七事变（卢沟桥事变）后，滇军60军北上抗日，曲焕章先生捐献了3万瓶百宝丹给抗日的全体将士，在台儿庄战役中，成为抗日将士必备的治伤要药，这期间，曲焕章在昆明开设的"曲焕章大药房"所产万应百宝丹年销量达40万瓶，除在中国内地、香港、澳门销售以外，还远销东南亚各国及世界其他地区，曲焕章与万应百宝丹，一时声名大振，享誉空前。

1938年6月，国民政府最高法院院长焦易堂邀请曲焕章到重庆，担任新成立的中国国医馆的馆长，并派人亲自来接，临行前，曲焕章自感凶多吉少，便把百宝丹的秘方传授给其妻缪兰英。

曲焕章到重庆后，被接到中国制药厂内，该厂为重庆高等法院院长焦易堂集股开办，他以抗日为名，百般要挟曲焕章交出百宝丹秘方，由中国制药厂生产，曲焕章拒绝交出秘方，遂遭软禁，终抑郁成疾，同年8月病逝于渝，时年58岁。

第二节　云南白药的发展历程

曲焕章去世后，其妻缪兰英继续掌管"曲焕章大药房"，生产"曲焕章万应百宝丹"。1955年，人民政府为弘扬这一国宝，坚持打击取缔假冒，真心实意，大力扶持百宝丹的发展生产，造福人民的做法，使缪兰英为之感动，她遵循其夫曲焕章先生"俟有德者方能传授"的遗训，向人民政府献出了万应百宝丹秘方及制法，人民政府将"曲焕章万应百宝丹"改名为民间习称的"云南白药"，安排昆明制药厂生产，缪兰英进厂担任技师，负责白药生产的技术指导。1956年，经昆明市卫生局（56）医字159号文件批准生产，至此，曲焕章先生创制的云南白药开始进入一个崭新的、高速发展的阶段。

1970年，周恩来总理对云南白药做出了三点重要指示：①建立一个相当生产规模的云南白药专厂；②建立云南白药专门的研究机构；③云南白药原料植物由野生引为家种。

1971年，根据周恩来总理的指示，一个专业化生产云南白药的企业——云南白药厂诞生了，同时建立了相应的研究机构。云南白药厂的建立，使云南白药从原料药材的品种、资源分布、生药学、药物化学、药理学、毒理学、临床等得到全方位、较深入的研究。云南白药的生产工艺、设备、生产环境得到较大、较快的改进和提升；不仅产量成倍增长，而且云南白药质量得到较大提高，多年荣获国家质量金奖，被评为中国中药名牌产品，云南白药散剂、云南白药胶囊列入国家一级中药保护品种，云南白药酊、云南白药膏列入二级中药保护产品，云南白药系列产品被评为云南省名牌产品。经过二期技术改造，云南白药厂基本建成了一个现代化的企业。1989年，被列入国家二级企业。1993年，经批准，云南白药厂改制成立云南白药实业股份有限公司，并成为云南省首家A股上市公司。公司用募集的资金按国家药品生产的GMP标准进行厂房改造和设备更新，高标准的厂房和先进的设备，为药品的质量稳定和提高创造了条件，为创立新的品牌插上了腾飞的翅膀。1996年，为了云南白药这一享誉中外的中药瑰宝充分得到发展，发挥其品牌的优势，充分合理地利用好云南的资源，创造更大的效益；改变以往无计划、多家生产，质量、品牌不统一的局面，经批准组建云南白药集团，实现了云南白药的生产"五统一"，即统一生产计划、统一使用商标、统一批准文号、统一质量管理、统一销售管理，为实施名牌战略奠定了基础。2000 年 8 月，包括云南白药在内的 6 个剂型，一次性高水平地通过了国家 GMP 认证，生产过程和现场的管理上了一个新的台阶。同年，成功注册了"云南白药""云白药""云白"3 个商标。云南白药这一著名品牌由阶段性的行政保护上升为永久性的法律保护。2002 年 3 月，"云南白药"商标被国家评为中国驰名商标。

为适应云南白药的生产发展需要，构建新的产品营销模式，1999 年，公司组建了云南白药集团电子商务有限公司，该公司的建立，理顺了生产、销售的关系，促进了生产的进一步发展。

"云南白药"由云南特产名贵药材经科学配制而成，随着云南白药及其系列产品的产量不断扩大，对这些药材的需求量也随之增加。为保证今后云南白药的发展及产品质量的稳定有足够的质量优良的药材资源，同时使野生的生物资源得到保护和持续利用，为使传统的中药生产走上现代化的道路，2001 年，云南白药集团公司投入巨资，按国家中药材 GAP 的要求，建立规范化的原料种植基地，同时建立相应的研究机构，用科学的方法、手段，逐步实施云南白药原料的 GAP 种植，为云南白药的持续发展提供大量质量稳定的药材。

2002 年 7 月，时任中华人民共和国国家副主席的胡锦涛到云南白药集团视察工作，参观了胶囊全自动生产线和气雾剂全自动生产线，并听取了关于云南白药近年来发展情况的汇报，当听到 2002 年是白药诞生 100 周年时，他拿起面前的一盒白药胶囊高兴地说："云南白药是金字招牌。"并希望白药"百尺竿头再进一步，新一代的白药人应该再创辉煌，把白药集团真正创办成国内一流的医药企业，而且能够把云南白药真正打入国际市场，能够有更强更大的国际竞争力"。

2003 年，云南白药牙膏研制成功，2004 年试点销售，并于

2005 年开始在全国范围进行市场拓展，标志着云南白药开始进入个人护理产品领域。

2006 年，"云南白药" 10 年市值翻 10 倍，成为中国股市第一只 tenbagger 股票，各项主要经济指标跃居中医药行业首位，标志着云南白药从一个地方性的企业成长为一个全国性的企业，由行业的追随者成长为行业的领跑者。

2008 年 11 月，中共中央政治局常委、中央书记处书记、国家副主席习近平视察云南白药集团，他对云南白药通过体制、机制创新取得的良好经济效益和社会效益给予充分肯定，并勉励白药领导班子再接再厉，继续发挥中华中医药的品牌优势，做大做强。他强调说："白药既是民族工业又是民族医药瑰宝，一定要把它弘扬好！"

第三节　云南白药企业再造与未来展望

1999 年 5 月，王明辉就任云南白药集团总经理，拉开了 "云南白药企业再造" 的序幕。1999 年至今，云南白药集团迎来了一个高速发展的新时期。截止到 2014 年，公司主营业务收入从 2.32 亿元跃升至 188.14 亿元，增长 81 倍。2013 年 10 月 8 日，公司股价达 119.30 元，最高市值达 827.94 亿元，长期表现为 A 股市值最高的生物医药类上市公司。

目前，云南白药集团已成为涉足中西药原料/制剂、个人护理产品、原生药材、商业流通等领域，下辖四大业务板块、19 家全资控股和参股公司的大型现代化制药集团。拥有两个国家一级中药保护品种（云南白药散剂、云南白药胶囊）以及自主的知识产权（发明专利 88 项、实用新型 16 项、外观设计 175 项）。公司产品以云南白药系列、天然特色药物系列为主，共 19 个剂型 300 余个品种，云南白药散剂、云南白药胶囊、云南白药气雾剂、宫血宁胶囊、云南白药膏、云南白药创可贴、云南白药牙膏等7个品种年销售过亿元。其中,牙膏年销售突破30亿元,气雾剂和白药膏突破10亿元大关,并创造了一个个产品及品类成功打败跨国企业同类产品的市场经典案例。如云南白药创可贴通过云南白药品牌技术与美国3M材料科学、德国拜尔斯道夫制造水平的完美叠加,虚拟整合全球最优资源以强制强,终以其独有的止血、镇痛、消炎、愈创的复合功效,彻底颠覆邦迪创可贴,一举拿下创可贴国内40%以上的市场份额,成为中国药用创可贴第一品牌。云南白药独辟蹊径,以牙膏为载体,加入云南白药活性成分,一款针对患有牙龈出血、口腔溃疡疾病的消费人群的云南白药牙膏,进入市场后深受消费者喜爱;截止到2014年,其销售额突破30亿元,市场占有率为13.5%,市场份额稳居行业第三位。

为了巩固下一个百年的基业,云南白药完成了整体搬迁,这是扩大云南白药产品生产能力,进行产业升级、资源整合、重塑品牌形象的一个全新机遇。搬迁以后,白药产业区能够达到120亿~150亿元的产值规模,物流区能够达到120亿~150亿元的商业流通规模;也就是说,云南白药总体搬迁后,可以实现250亿~300亿元的产值规模。云南白药新产业区的设计理念是绿色、环保、低碳,并严格按照国家药品新版GMP标准建设,引进全自动生产线50余台(套),完成近百项工艺技术革新,实现了真正意义的产业升级。完成搬迁的同时,云南白药还对现有的人力、品种、生产资源等进行重新配置,大大提高劳动生产率。整体搬迁从硬件到软件方面都有彻底的改变,进一步提高了本企业与国际接轨的能力,不断蓄积民族医药品牌与国际医药巨头对话和对峙的能量。

今天的云南白药,不仅完成了从传统国企到完全市场竞争的主体,从单纯制造业到完整产业链的成功转型,而且产业规模超越百亿元，已经成为中国中医药当之无愧的企业翘楚和行业标杆；今天的云南白药，让更多的人得以感受并享受传统中药融入现代生活所带来的独特魅力，它所创造呈现的价值，甚至超越企业财报上的一组组数据；今天的云南白药，它已经不仅仅属于企业、属于云南，而应该属于整个中华民族；今天的云南白药，正以一种全新的状态、特有的方式坚定而实在地追寻着习近平总书记"实业报国""民族复兴"的伟大中国梦！

第二章　云南白药剂型与用法

云南白药从创始至今已有一百多年的历史，经过剂型的不断改进，现在已发展成为一个多剂型的产品群，分别为适合口服的云南白药胶囊，用于急性损伤的云南白药气雾剂，用于外用贴敷的云南白药膏，用于治疗风湿的云南白药酊，用于保护伤口，促进伤口愈合的云南白药创可贴，治疗痔疮的云南白药痔疮膏等，使得临床医师和广大患者在选择云南白药产品时，可针对不同的疾病，选择不同的剂型，使用起来更加方便，剂量更为准确，从而达到更好的治疗效果。

第一节　云南白药散剂与胶囊

云南白药散剂及胶囊剂内容药粉系按云南白药处方经炮制加工制成的中药复方粉末，颜色为黄色至浅棕黄色；具有特异性香气，略感清凉。所附保险子为红色的球状或类球形水丸，剖面显棕色或棕褐色；气微，味微苦。

散剂为玻璃瓶装，每小瓶有 4g 云南白药粉末和 1 粒红色保险子；云南白药胶囊剂有成瓶包装，每瓶 32 粒胶囊外加 2 粒保险子；盒装为铝塑铝包装，每板 16 粒，外加保险子 1 粒，每粒胶囊内装药粉 0.25g。

【功能主治】

化瘀止血，活血止痛，解毒消肿。用于跌打损伤、瘀血肿痛、吐血、咯血、便血、痔血、崩漏下血、疮疡肿毒及软组织挫伤、闭合性骨折、支气管扩张及肺结核咯血、溃疡病出血以及皮肤感染性疾病。

【用法用量】

刀、枪、跌打诸伤，无论轻重，出血者用温开水送服；瘀血肿痛与未流血者用酒送服；妇科各症，用酒送服；但月经过多、红崩，用温开水送服。毒疮初起，服 0.25g，另取药粉用酒调匀，敷患处，如已化脓，只需内服，其他内出血各症均可内服。

散剂：口服 1 次 0.25～0.5g，每天 4 次（2～5 岁按四分之一剂量服用；5～12 岁按二分之一剂量服用）。

胶囊：口服 1 次 1～2 粒，每天 4 次（2～5 岁按四分之一剂量服用；5～12 岁按二分之一剂量服用）。

凡遇较重之跌打损伤可先服保险子 1 粒，轻伤及其他病症不必服。

【不良反应】

云南白药为纯中药制剂，毒副作用低，临床上虽大量使用，但鲜有不良反应报道。在患者用药过程中，只有极少数患者服药后导致过敏性药疹，出现胸闷、心慌、腹痛、恶心呕吐、全身奇痒、躯干及四肢等部位出现荨麻疹。

【禁　　忌】

孕妇忌用；过敏体质及有用药过敏史的患者应慎用。

【注意事项】

（1）服药后每天内，忌食蚕豆、鱼类及酸冷食物。

（2）外用前务必清洁创面。

（3）临床上确需使用大剂量给药，一定要在医师的安全监控下应用。

（4）用药后若出现过敏反应，应立即停用，视症状轻重给予抗过敏治疗；若系外用，可先清除药物。

（5）散剂包装所附药勺为分剂量用具，使用时先盛满药粉，沿瓶壁压紧，用瓶口刮平，每平勺约 0.25g。

9

（6）瓶装白药胶囊保险子放置在标有"保险子"字样的小瓶内，使用时将上盖及下体分离即可将其取出；切勿吞服小瓶。

第二节　云南白药气雾剂

气雾剂是云南白药外用的新剂型，保持了云南白药中有保险子的这一特点，每一套气雾剂都是1瓶红瓶，1瓶白瓶；红瓶为保险子提取物，能够冷敷镇痛；白瓶内的药物采用了自动成膜工艺加工而成，喷洒后能形成药膜进行持续疗伤。在受伤的第一时间使用，疗效更好。

【功能主治】

活血散瘀，消肿止痛。用于跌打损伤、瘀血肿痛、肌肉酸痛及风湿性疼痛。

【用法用量】

外用：喷于伤患处。使用云南白药气雾剂，每天3～5次。

凡遇较重闭合性跌打损伤者，先喷云南白药气雾剂保险液（红瓶），若剧烈疼痛仍不缓解，可间隔1～2分钟（min）重复给药，每天使用不得超过3次。喷云南白药气雾剂保险液（红瓶）间隔3分钟后，再喷云南白药气雾剂（白瓶）。

【禁　　忌】

孕妇禁用；对云南白药过敏者忌用。

【注意事项】

（1）本品只限于外用，切勿喷入口、眼、鼻。

（2）皮肤过敏者停用。

（3）小儿、老年患者应在医师指导下使用。

（4）使用云南白药气雾剂保险液（红瓶）时先振摇，喷嘴离皮肤5～10cm，喷射时间应限制在3～5秒钟（s），以防局部冻伤。

（5）皮肤受损者勿用。

（6）使用时勿近明火，药品切勿受热，应置于阴凉处保存。

（7）对酒精及本品过敏者禁用，过敏体质者慎用。

（8）本品性状发生改变时禁止使用。

（9）儿童必须在成人监护下使用。

（10）请将本品放在儿童不能接触的地方。

（11）如正在使用其他药品，使用本品前请咨询医师或药师。

第三节 云南白药膏

云南白药膏是含有白药精华的橡胶膏剂，为了保证透气性，我们对该剂型采用了先进的针刺打孔技术，每个膏体均有 1600 余个小孔。膏体中间部分的独特"S"形切口，使我们在使用时只需将膏体拉伸，即可贴敷。并且膏体伸缩性强，可任意方向拉伸，减少贴敷后的紧绷感。

【功能主治】

活血散瘀，消肿止痛，祛风除湿。用于跌打损伤、瘀血肿痛、风湿疼痛。

【用法用量】

贴于患处。

【不良反应】

过敏体质患者可能有胶布过敏反应或药物接触性瘙痒反应。注意：贴用时间不宜超过 12 小时。偶见红肿、水泡等，遇此情况应立即停药。

【禁　　忌】

孕妇禁用。

【注意事项】

（1）皮肤破损处不宜用。

（2）皮肤过敏者停用。

（3）每次贴于皮肤的时间应少于 12 小时，使用中发生皮肤发红、瘙痒等轻微反应时可适当减少贴用时间。

（4）小儿、老年患者应在医师指导下使用。

（5）对本品过敏者禁用，过敏体质者慎用。

（6）本品性状发生改变时禁止使用。

（7）儿童必须在成人的监护下使用。

（8）请将本品放在儿童不能接触的地方。

（9）如正在使用其他药品，使用本品前请咨询医师或药师。

第四节　云南白药酊

云南白药酊是在云南白药配方的基础上，采用药用乙醇，通过渗滤法而得到的一个醇制剂，为红棕色的液体，气香，味辛、麻、微苦。由于白药酊里的乙醇含量较高，增强了其活血化瘀、消肿止痛的功效，故能使风湿患者关节疼痛、活动不利、畏寒、晨僵等症状完全控制。

【功能主治】

活血散瘀，消肿止痛。用于跌打损伤、风湿麻木、筋骨及关节疼痛、肌肉酸痛及冻伤。

【用法用量】

口服：按剂量杯所示刻度量取，常用量 1 次 3～5mL（3～5 格），每天 3 次；最大量 1 次 10mL（10 格）。

外用：取适量搓揉患处，1 次 3 分钟左右，每天 3～5 次，可止血消炎；风湿筋骨疼痛、蚊虫叮咬及Ⅰ度、Ⅱ度冻伤可搓揉患处数分钟，每天 3～5 次。

【禁　　忌】

孕妇禁用。

【注意事项】

（1）皮肤破伤处不宜使用。

（2）用药每天内，忌食蚕豆、鱼类、酸冷食物。

（3）皮肤过敏者停用。

（4）按照用法用量使用，常用量1次3～5mL，需要内服5mL以上者及小儿、老年患者应在医师指导下使用。

（5）对酒精及本品过敏者禁用，过敏体质者慎用。

（6）本品性状发生改变时禁止使用。

（7）儿童必须在成人监护下使用。

（8）请将本品放在儿童不能接触的地方。

（9）如正在使用其他药品，使用本品前请咨询医师或药师。

（10）不宜饮酒者慎内服。

（11）胃肠道不适者慎内服。

13

第五节　云南白药创可贴

云南白药创可贴是一款含药的创可贴，在纱布上嵌入了云南白药的活性成分，使得小小创可贴不只具有简单包扎伤口的功能，还可以迅速止住出血，并促进伤口的愈合。

对于接触伤口的纱布，还做了特殊的工艺处理，使得撕下创可贴时不会粘连伤口，杜绝了创口的二次撕裂。

【功能主治】

止血，镇痛，消炎，愈创。用于小面积开放性外科创伤。

【用法用量】

清洁创面，从防黏胶纸上揭下云南白药创可贴，使药带贴于创面，松紧适当即可。

【不良反应】

过敏性体质患者可能有胶布过敏反应或药物接触性瘙痒反应。

【禁　　忌】

对胶布或云南白药过敏者禁用。

【注意事项】

（1）孕妇慎用。

（2）使用前务必清洁创面，拆封后请勿用手接触中间药芯，使用中避免长时间与水接触。

（3）皮肤过敏者停用。

（4）对本品过敏者禁用，过敏体质者慎用。

（5）本品性状发生改变时禁止使用。

（6）儿童必须在成人的监护下使用。

（7）请将本品放在儿童不能接触的地方。

（8）如正在使用其他药品，使用本品前请咨询医师或药师。

14

第六节　云南白药痔疮膏

云南白药痔疮膏是在云南白药基础上研制的一种软膏剂型，充分利用了云南白药止血愈伤、消肿止痛、活血散瘀之功效，在治疗痔疮出血、疼痛、肿胀的同时，还能够加快局部的血液循环，减少痔疮的复发。

【功能主治】

化瘀止血，活血止痛，解毒消肿。用于内痔Ⅰ、Ⅱ、Ⅲ期及混合痔之便血、痔黏膜改变、炎性外痔之红肿及痔疮之肛门肿痛等。

【用法用量】

用药前排便，清水清洗患部，外敷或纳肛，1 次 1~1.5g，每天 2 次，10 天为 1 个疗程。

【禁　　忌】

孕妇忌用。

【注意事项】

（1）用于外痔时，挤药膏直接涂敷患处；用于内痔时，将药膏软管的帽盖取下，导管插入肛门内，挤出药膏，弃去软管和盖帽；用于混合痔时，可先将药膏挤入肛门内，然后外敷。

（2）本包装应为一次性使用。

（3）使用时，请将包装内所附卫生护垫粘贴在内裤上，以免污染衣物。

（4）痔黏膜表面糜烂者，初次使用时局部有烧灼不适感，数分钟后不适感减缓消失，再次用药时不适感会减轻，并逐渐消失。

❋ 参考文献 ❋

云南白药各剂型使用说明书。

第三章 云南白药药理研究

第一节 止血作用

云南白药问世百年来，以它特有的止血作用享誉中外。经过一百多年来的临床验证，表明云南白药不仅对跌打伤肿、创伤出血有独特的疗效，而且对各科出血症，如咯血、消化道出血、妇科出血、五官科出血等都有显著疗效。多少年来，研究人员对云南白药的止血作用进行了大量的药理研究，特别是近年来，运用高科技手段对云南白药的止血机理进行了研究探讨，从而揭示了云南白药止血作用的奥秘。

16

一、云南白药对小鼠出血、凝血时间及出血量的影响

1. 云南白药能缩短小鼠出血时间，减少出血量

【实验方法】

用 ICR 小鼠，随机分为对照组和云南白药组，分别给予灌胃蒸馏水和云南白药（1.25g/kg 和 2.5g/kg），连续 3 天（d），于末次给药 1 小时（h）后，剪去尾尖，记录血液自行溢出至自然停止的时间。用试管接血并碱化后比色，以血液透光率为指标反映出血量。

【实验结果】

云南白药（1.25g/kg 和 2.5g/kg）能显著缩短小鼠出血时间（$P<0.01$，$n=10$），明显减少出血量（$P<0.01$，$n=10$）。

2. 云南白药能缩短小鼠凝血时间

【实验方法】

用 ICR 小鼠，随机分为空白对照组和云南白药组，分别给

予灌胃蒸馏水和云南白药（1.25g/kg 和 2.5g/kg）。给药 1 小时后，用毛细管在小鼠内眦球后静脉丛取血，计时，每隔 5 秒钟（s）将毛细管折断一截，至出现血凝丝的时间。

【实验结果】

和对照组相比，云南白药能显著缩短小鼠凝血时间（$P<0.01$，$n=10$），且随剂量增加而缩短。见表 3-1。

表 3-1　云南白药对小鼠出血时间和凝血时间的影响（$\overline{X}\pm SD$）

组　别	剂　量（g/kg）	出血时间（min）	凝血时间（s）
空白对照组	–	11.09±1.41	101.4±16.7
云南白药组（低剂量）	1.25	7.46±1.96*	54.7±7.3*
云南白药组（高剂量）	2.50	5.38±1.68*	53.9±13.2*

注：与对照组比较，* $P<0.01$。

二、云南白药对血小板聚集及凝血指标的影响[1]

【实验方法】

SD 大鼠 36 只，体重 180～220g，按照体重随机均分为 6 组，即正常对照组和云南白药 0.5 小时、1 小时、4 小时、12 小时、24 小时组。云南白药各组每天灌胃给予云南白药 0.36g/kg，正常对照组给予等体积蒸馏水，共给药 7 天。正常对照组末次给药后 1 小时，云南白药各组末次给药后 0.5 小时、1 小时、4 小时、12 小时、24 小时，大鼠颈动脉取血，离心，用血小板聚集凝血因子分析仪测定诱导剂诱导的血小板聚集率。用血小板聚集凝血因子分析仪测定凝血指标（PT、TT、APTT）。

【实验结果】

1. 对血小板聚集率的影响

和对照组相比，云南白药给药后可以增加 ADP 诱导的大鼠血小板最大聚集率，其中给药后 0.5 小时的作用最强（$P < 0.01$）。见图 3–1。

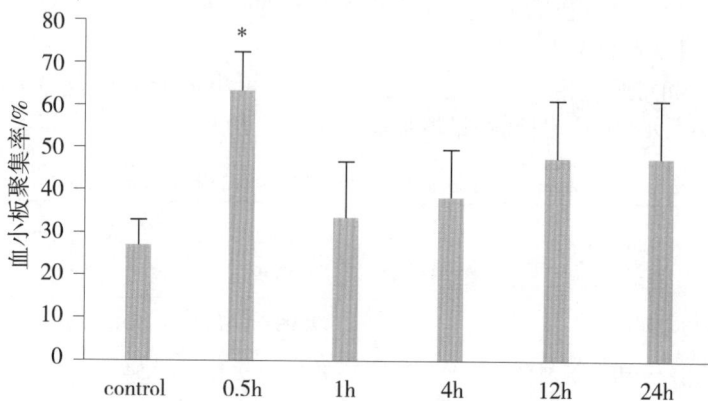

图 3–1　云南白药对 ADP 诱导的大鼠血小板最大聚集率的影响

2. 对凝血酶原时间（PT）的影响

云南白药给药后可以缩短大鼠凝血酶原时间，以 0.5 小时、1 小时时最为明显（$P<0.05$，$P<0.01$）。见图 3–2。

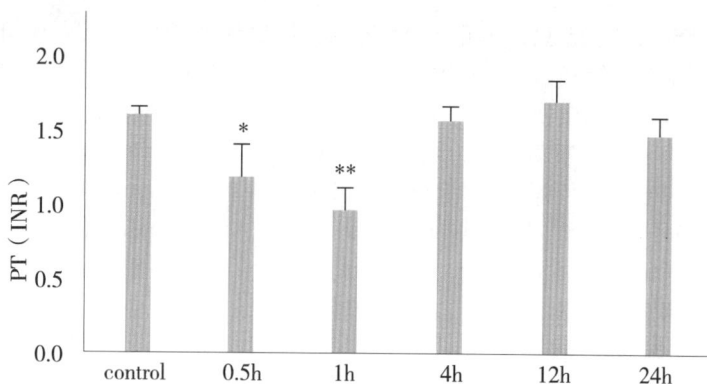

图 3–2　云南白药对大鼠凝血酶原时间的影响

3. 对凝血酶时间（TT）的影响

云南白药给药后 0.5 小时，可以缩短大鼠的凝血酶时间（P<0.05）。见图3-3。

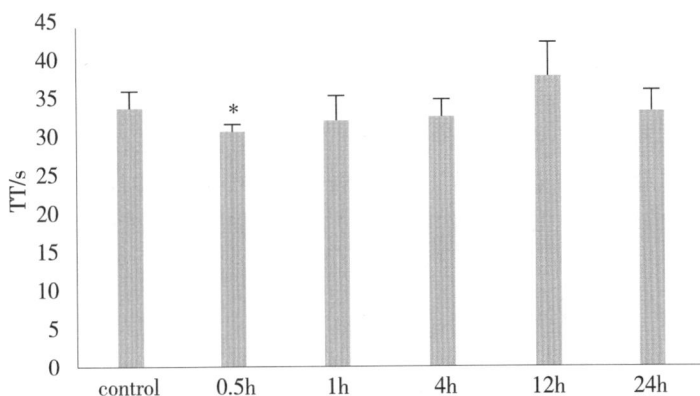

图3-3 云南白药对大鼠凝血酶时间的影响

4. 对活化部分凝血酶时间（APTT）的影响

云南白药给药后 1 小时、4 小时，可以缩短大鼠活化部分凝血酶时间（P<0.05）。见图3-4。

19

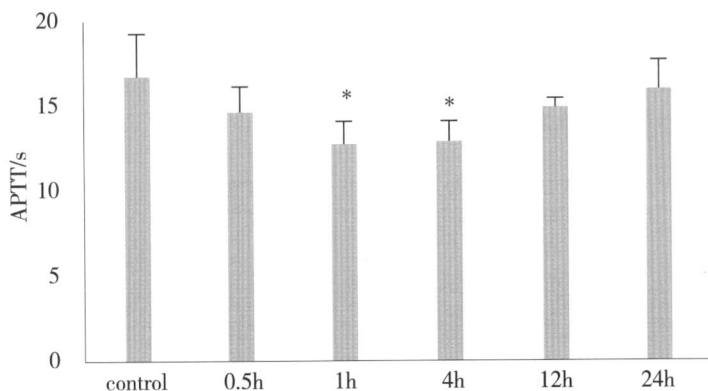

图3-4 云南白药对大鼠活化部分凝血酶时间的影响

结 论

血小板活化，血液中凝血酶含量升高、凝血酶（原）时间缩短等是促使血液凝聚的重要因素。在本次实验中，云南白药给药后0.5小时，可以显著增加ADP诱导的血小板聚集率；给药后0.5~4小时，可以显著影响凝血指标（PT、TT和APTT），提示云南白药促进止血作用不仅能作用于血小板，促进血小板活化，还和血液中凝血系统有关，可以缩短凝血酶（原）时间和活化部分凝血酶时间，其止血作用是其对血小板和凝血系统的双重作用介导的。

三、云南白药对血小板的影响

1. 云南白药能促进花生四烯酸（AA）诱导的血小板聚集

【实验方法】

用LG-PABER血小板聚集凝血因子分析仪检测服用生理盐水、云南白药（0.67g/kg鼠、0.34g/kg鼠）的SD大鼠血小板聚集率，来分析云南白药对花生四烯酸诱导的血小板聚集的影响。

【实验结果】

云南白药（0.67g/kg）组大鼠对AA诱导的血小板聚集与正常对照组比较有显著性差异（$P<0.01$，$n=8$），表明云南白药能促进血小板的聚集。见表3-2。

表3-2 云南白药对大鼠（AA）血小板聚集率的影响（$\overline{X}\pm SD$）

组 别	血小板聚集率（%）					最大聚集率（%）
	60s	120s	180s	240s	300s	
正常对照组	8±7	15±16	24±20	27±22	31±21	49±10
云南白药组	24±15*	43±21**	47±18*	54±12**	58±10**	65±9**

注：$n=8$，*：$P<0.05$；**：$P<0.01$。

20

2. 云南白药能促进二磷酸腺苷（ADP）诱导的血小板的聚集

实验仪器及方法同上，实验结果表明（0.67g/kg）组大鼠对ADP诱导的血小板聚集与正常对照组比较有显著性差异（$P<0.01$，$n=8$），再次表明云南白药能促进血小板的聚集。见表3-3。

表3-3　云南白药对大鼠（ADP）血小板聚集率的影响（$\overline{X}\pm SD$）

组　别	血小板聚集率（%）					最大聚集率（%）
	0	120s	180s	240s	300s	
正常对照组	13±12	25±12	34±15	42±18	55±22	57±21
云南白药组	16±9.8	37±8*	57±10**	77±14**	88±14*	92±11**

注：*：$P<0.05$；**：$P<0.01$，$n=8$。

四、对血小板细胞的影响

【实验方法】

用SD大鼠，在电镜下观察口服云南白药对大鼠血小板细胞的变化。服药前，血小板细胞呈静止状态，形态正常，细胞规整，表面突出少，胞质内见少数空泡及小管系统，颗粒及致密颗粒较多。服药后，血小板细胞明显改变，可见多数羽状突起，细胞内α颗粒及致密颗粒少，部分血小板细胞内颗粒因排空而减少，开放小管增多，为部分血小板活化形态。

香港大学解剖系Chew用电子显微镜观察云南白药对血小板的作用，以研究其止血作用的机理。在实验中，将云南白药混溶于盐水中滤过，制成滤液，另取未经滤过的混悬液（浓度10mg/10mL）备用。采大鼠动脉血，制成富血小板血浆（PRP），在2.5mL PRP中分别加入不同剂量的两种云南白药供试液，于35℃培育15分钟（min），离心20分钟（转速为3500转/分钟），得血小板团块，后者用2.5%戊二醛固定2小时，洗涤，进行包埋，切片，在电镜下观察，结果认为云南白药对血小板的影响在于导致血小板成分的释放，其中包括腺苷酸及钙的释放因而凝血。Chew 又研究了云南白药在无血浆协同情况下对血小板的作用。在电镜下观察，云南白药作用下的血小板最明显的变化是一些血小板的 α 颗粒消失和密度降低，少数血小板可见扩大的空泡。一些血小板大部分成分丢失，膜破碎，但有不少血小板仍含有 α 颗粒，血小板间未见聚合纤维蛋白。

【实验结果】

上述结果表明，在无血浆协同因子情况下，云南白药作用于血小板，使膜的通透性增加，从而引起血小板成分的释放。

五、云南白药可增加血小板表面糖蛋白的表达

【实验方法】

用流式细胞仪检测服用生理盐水（1mL/kg）及云南白药（0.67g/kg 和 0.34g/kg）的 SD 大鼠的体内血小板糖蛋白的含量可以更准确地反映血小板在静息状态及二磷酸腺苷（ADP）诱导条件下活化程度的变化。

【实验结果】

给药后，大鼠血小板表面的 $GpⅡb \sim Ⅲa$（CD61）复合物及 GMP140（CD62P）的表达及血小板活化的百分率都有所增加，但与对照组相比，各个指标都没有显著性差异（$n=10$，$P>0.05$）。但在 ADP 的刺激下，对照组的 $GpⅡb \sim Ⅲa$ 的表达及血小板活化百分率与未加刺激时对比，有显著增加（$n=10$，$P<0.01$）。给药组无论在糖蛋白的表达还是血小板的活化程度都远远高于对照组。这些结果显示在大鼠灌胃给药后，体内的血小板糖蛋白的表达虽有少量的升高，但变化不明显。不过给药后的血小板对外来的 ADP 刺激更为敏感，其活化的程度、糖蛋白的表达都显著高于对照组，这有利于凝血反应的进行。见表 3-4、

表 3-5。

表 3-4　云南白药对大鼠血小板表面糖蛋白 GpⅡb～Ⅲa（CD61）表达的影响（$\bar{X} \pm SD$）

组　别	CD61（$\bar{X} \pm SD$）
正常对照组	33.58±6.14
ADP 组	44.32±6.02[#]
白药组（0.34g/kg）	35.20±4.78[#]
白药组（0.67g/kg）	37.43±6.11[#]
ADP+白药组（0.34g/kg）	57.27±10.61[*]
ADP+白药组（0.67g/kg）	60.99±12.99[*]

注：[*]：与 ADP 活化组进行的 t 检验，$P < 0.01$。

　　[#]：与正常对照组进行的 t 检验，$P < 0.01$。

表 3-5　云南白药对大鼠血小板表面糖蛋白 GMP140（CD62P）表达的影响（$\bar{X} \pm SD$）

组　别	CD62P（$\bar{X} \pm SD$）
正常对照组	3.46±0.84
ADP 组	5.08±1.22[#]
白药组（0.34g/kg）	4.12±0.54
白药组（0.67g/kg）	4.10±0.56
ADP+白药组（0.34g/kg）	7.86±1.73[*]
ADP+白药组（0.67g/kg）	8.19±2.40[*]

注：[*]：与 ADP 活化组进行的 t 检验，$P < 0.01$。

　　[#]：与正常对照组进行的 t 检验，$P < 0.01$。

六、云南白药对大鼠凝血因子具有双向调节作用

【实验方法】

将云南白药每天 1 次，连续 3 天给予正常健康 SD 大鼠灌胃，给药后 1.5 小时，经眼底静脉丛取血检测活化部分凝血活酶时间（APTT）、凝血时间（TT）、血浆凝血酶原时间（PT）、血浆纤维蛋白原定量（FIB）。

【实验结果】

灌胃云南白药的给药组与空白对照组比较，第 1 次检测给药组 APTT、FIB 均有升高，TT 和 PT 除低剂量组外，中剂量、高剂量组均有升高，APTT、TT、PT 升高显示药物在此状态时体现活血活性，其中 APTT、TT 有显著性差异，而且有量效趋势。FIB 升高显示药物可促进纤维蛋白原的合成，在此状态时对机体的止血活性有促进作用。经过对机体的创伤以及增加给药次数后，表现出促凝血活性。前后两次检测说明云南白药对动物的内源性凝血系统的凝血活性变化影响较大，对外源性凝血系统的凝血活性的变化影响不大。对共同途径即纤维蛋白原的活化、纤维蛋白的聚集等影响较大。结果说明对凝血因子的影响，云南白药具有双向调节作用。

七、云南白药止血作用的临床药理研究

【实验方法】

将 120 例手术病人随机分为 3 组，治疗组分为肿瘤组 40 例和非肿瘤组 40 例，手术前 3 天开始口服云南白药胶囊，2 粒/次，4 次/天。对照组 40 例口服空白胶囊。

3 组患者于服药前、手术前、手术后取外周静脉血，经抗凝处理后用流式细胞仪测定血小板表面糖蛋白 GP II_b、GP III_a、GMP_{140} 和 D-二聚体。见表 3-6、表 3-7。

表3-6　云南白药对病人血小板糖蛋白表达的变化的影响（$\bar{X} \pm SD$）

指标	对照组		肿瘤手术组			非肿瘤手术组		
	术前	术后	服药前	术前	术后	服药前	术前	术后
GP IIb	86.71±15.27	90.78±12.50*	87.89±13.06	91.49±10.82*	91.82±7.91*	86.39±11.54	90.77±11.89*	91.19±8.82
GP IIIa	87.06±15.20	91.46±10.15*	86.48±13.02	90.83±11.99*	90.67±9.46*	87.52±11.94	90.40±18.09*	91.22±16.77*
GMP140	1.12±1.1	7.39±3.3**	1.83±8.91	7.68±2.87*	17.62±8.15**	1.01±0.07	9.17±3.85***	17.79±7.79**

注：与术前、服药前相比。*：$P<0.05$，**：$P<0.01$。

表3-7　云南白药对病人 D - 二聚体的变化的影响

D-二聚体（μg/mL）	对照组（例）		肿瘤手术组（例）			非肿瘤手术组（例）		
	术前	术后	服药前	术前	术后	服药前	术前	术后
<0.5	37	37	38	38	38	37	37	38
≥0.5 <1	2	2	1	1	1	2	2	1
≥1 <2	1	1	1	1	0	1	1	1
≥2 <4	0	0	0	0	1*	0	0	0

注：个别病人出现阳性反应与自身疾病有关。

【实验结果】

透射电镜观察对照组患者手术前、肿瘤组和非肿瘤组服药前血小板基本正常，呈现静止状态，细胞表面平滑，胞质 α 颗粒多，致密颗粒、致密小管及开放小管少。服用云南白药的两组，手术前血小板已经呈激活形态，细胞表面羽状突起增多，胞质内 α 颗粒因已排空而减少，腔内可见排放的颗粒。与对照组手术后的血小板激活状态相似。服用云南白药组手术中平均出血量比对照组减少 100~200mL，占失血总量的三分之一，差异非常显著。

讨　论

研究表明：在止血方面，作用靶点是血小板。血小板膜上含多种糖蛋白，这些糖蛋白往往连接有大量的碳水化合物支链，主要有 GpⅡb/Ⅲa（CD41~CD61）复合物和 GMP140（CD62p），这些糖蛋白在维持血小板正常的形态及参与血小板的黏附、聚集、释放等功能中起到主要的作用。

GpⅡb/Ⅲa 复合物和 GMP140 是血小板膜表面上的纤维蛋白原的受体。正常生理状态下，由于血小板未被激活，GpⅡb/Ⅲa 复合物未被活化，不能很好地与纤维蛋白原结合，血小板活化后，GpⅡb/Ⅲa 复合物在血小板膜上大量表达，并且其空间结构发生变化，纤维蛋白原的识别部位暴露，以及 GMP140 在血小板膜上大量表达，以钙离子为桥梁，血小板相互黏附、聚集。云南白药能使血小板膜表面的 GpⅡb/Ⅲa 复合物和 GMP140 表达增加，能增强血小板的黏附和聚集功能，促进凝血。

在动物的血小板研究中发现：给云南白药后的大鼠血小板形态发生改变，血小板表面的伪足增加，使血小板的聚集功能增强，促进血液的凝固达到止血作用。

在临床药理研究中，对 120 例手术病人的血液进行检测，发现他们在服用云南白药前后血小板表面糖蛋白的表达、血小板超微结构的变化同样显著。服药组在手术前 3 天服用云南白药胶囊，结果手术前 Gp Ⅱ b ~ Ⅲ a 和 GMP140 的表达已经高于不服药的对照组，而对照组在手术刺激后才使血小板发生变化。结果服用云南白药后可使血小板活化，凝血功能增强，可在手术中减少出血量达 100 ~ 200mL，约占常规手术出血量的三分之一。在凝血的最后阶段，形成的交联纤维蛋白有很强的凝血作用，它生成后即被纤溶酶反馈性降解，D-二聚体是其中一个主要的特征性降解产物，是继发纤溶的有效指标，检测 D-二聚体对于评估纤溶系统，筛查深静脉血栓等有重要作用。3 组病人血浆 D-二聚体为阴性，说明服用云南白药后血液 D-二聚体极少出现阳性，纤溶蛋白降解产物也不增加，无血栓形成的倾向。电镜观察服用云南白药的病人血小板形态明显改变，可见多数羽状突起，细胞内的 α 颗粒及致密颗粒少，部分血小板内颗粒因排空而减少，开放小管增多，为部分血小板活化形态。这与动物有关血小板的实验结果相符合。

药理实验研究证明云南白药有较强的促血小板的聚集作用；有促使凝血酶原时间、凝血酶时间、活化部分凝血酶时间、出血时间和凝血时间缩短，加速凝血的作用。说明云南白药的止血作用是其对血小板和凝血系统的双重作用介导的。云南白药的止血作用，主要来源于药物中的有效成分，而与血管的收缩无关。

云南白药既能止血，又可活血，看似一对矛盾，其实并不矛盾。生物体是一个复杂的有机的平衡体，在正常情况下，通常处于稳态的环境中。当遇到异常情况时，生物体就会对外界的环境产生反应及兴奋性，而这些反应点和兴奋点各不相同。云南白药在生物体中发挥作用的靶点也因此而不同。它可根据生物体的需要而分别产生止血或活血的作用，使生物体产生新的平衡。至于云南白药既可止血，又可活血的内在联系，还有待于进一步地深入研究和探索。

第二节 愈伤作用

云南白药的另一个重要作用是促进伤口愈合，为了探讨云南白药的愈伤机理，研究人员从动物的组织、细胞、分子的不同方面进行了大量深入的研究，来揭示云南白药的愈伤机理。

一、云南白药能促进小鼠腹壁新血管的生成

【实验方法】

将不同浓度的云南白药和 metrigel 基质胶混合，注入雄性 C57BL/6 小鼠腹中线的皮下部位，分别于 1 天、2 天、3 天、4 天后取出 metrigel 胶称重，并测定胶中血红蛋白的含量以及碱性成纤维细胞生长因子（bFGF）和血管内皮生长因子（VEGF）。结果表明，于注入云南白药 0.1mg/0.5mL、0.2mg/0.5mL、0.4mg/0.5mL metrigel 基质胶后第 3 天开始，均可使基质胶重量和胶中血红蛋白含量显著增加（$P<0.05 \sim 0.01$），于第 2 天开始，两种生长因子也有非常显著的增加（$P<0.01$）。

【实验结果】

云南白药可显著促进机体 bFGF 和 VEGF 的表达，从而使血管生长加快，促进伤口愈合以及损伤组织的痊愈。见表3-8、表3-9。

28

表 3-8 云南白药对大鼠 Metrigel 基质胶中 bFGF 含量的影响（$\bar{X} \pm SD$）

组　别	Metrigel 基质胶中 bFGF 含量（ng/mL）$n=8$			
	给药后 1 天	2 天	3 天	4 天
生理盐水组（0.01mL/0.5mL）	0.06±0.04	0.05±0.06	0.07±0.05	0.07±0.06*
云南白药组（0.1mg/0.5mL）	0.07±0.05	0.25±0.10*	0.35±0.09*	0.37±0.07*
（0.2mg/0.5mL）	0.08±0.05	0.34±0.12*	0.40±0.07*	0.38±0.10*
（0.4mg/0.5mL）	0.07±0.06	0.42±0.16*	0.52±0.09*	0.48±0.11*

注：与正常对照组进行 t 检验，*：$P<0.01$。

表 3-9 云南白药对大鼠 Metrigel 基质胶中 VEGF 含量的影响（$\bar{X} \pm SD$）

组　别	Metrigel 基质胶中 VEGF 含量（ng/mL）$n=8$			
	给药后 1 天	2 天	3 天	4 天
生理盐水组（0.01mL/0.5mL）	0.09±0.05	0.10±0.05	0.10±0.06	0.11±0.05
云南白药组（0.1mg/0.5mL）	0.10±0.04	0.35±0.10**	0.40±0.06**	0.38±0.16**
（0.2mg/0.5mL）	0.12±0.05	0.41±0.10**	0.48±0.10**	0.47±0.09**
（0.4mg/0.5mL）	0.10±0.07	0.56±0.16**	0.64±0.06**	0.66±0.12**
bFGF（0.1ng/0.5mL）	0.39±0.08*	0.60±0.10**	0.67±0.08**	0.72±0.16**

注：与正常对照组进行 t 检验，*：$P<0.05$，**：$P<0.01$。

二、云南白药能促进大鼠结缔组织的增生

【实验方法】

将不同浓度的云南白药给大鼠灌胃，分别于给药后 2～4 天，在大鼠前、后肢双侧植入载体系统，术后 2 天，取双侧后肢载体系统，用 ELISA 试剂盒测定成纤维细胞生长因子（bFGF）浓度；术后 8 天，测定肉芽组织重量。

【实验结果】

3 天前给予云南白药 0.5g/kg、1.0g/kg、2.0g/kg 可加速大鼠肉芽组织的增生（$P<0.05 \sim 0.01$），云南白药各剂量组还呈现显著促进 bFGF 表达作用及显著促进基质胶中血红蛋白含量增加作用。见表 3-10、表 3-11。

表 3-10　云南白药对大鼠 Metrigel 基质胶中 bFGF 含量的影响（$\bar{X} \pm SD$）

组　别	Metrigel 基质胶中 bFGF 含量（ng/mL）$n=10$			
	给药后1天	2 天	3 天	4 天
生理盐水组（0.01mL/0.5mL）	0.74±0.12	0.77±0.10	0.80±0.14	0.82±0.09
云南白药组（0.1mg/0.5mL）	0.70±0.11	0.81±0.13	0.92±0.11	0.90±0.10*
（0.2mg/0.5mL）	0.76±0.15	0.82±0.12	0.94±0.13*	1.10±0.15**
（0.4mg/0.5mL）	0.75±0.09	0.82±0.12	0.95±0.16*	1.14±0.14**
bFGF（0.1ng/0.5mL）	0.75±0.10	0.83±0.14	0.98±0.13*	1.16±0.16**

注：与正常对照组进行 t 检验，*：$P<0.05$，**：$P<0.01$。

表 3-11　云南白药对大鼠 Metrigel 基质胶中血红蛋白

含量的影响（$\bar{X} \pm SD$）

组　别	血红蛋白含量（g/dL）$n=7 \sim 8$			
	给药后1天	2 天	3 天	4 天
生理盐水组（0.01mL/0.5mL）	0.04±0.04	0.05±0.06	0.05±0.03	0.06±0.05
云南白药组（0.1mg/0.5mL）	0.05±0.04	0.06±0.05	0.30±0.07**	0.62±0.08*
（0.2mg/0.5mL）	0.04±0.05	0.05±0.06	0.42±0.06**	0.78±0.06*
（0.4mg/0.5mL）	0.05±0.04	0.06±0.04	0.50±0.09**	0.94±0.07*
bFGF（0.1ng/mL）	0.06±0.07	0.06±0.05	0.87±0.08**	1.28±0.06*

注：与正常对照组进行 t 检验，*：$P<0.01$。

三、云南白药能促进大鼠创伤性伤口的修复

【实验方法】

将大鼠进行实验性创伤：用大鼠麻醉后在背部剪去约 1.5cm× 2.0cm 的一块毛，暴露皮肤，消毒后用手术刀划开一条长约 1.5cm 的创口，深度达肌肉层，然后马上用消毒手术针线缝合伤口。手术后给药组每隔 24 小时给药 1 次，对照组给等量的蒸馏水。然后分别在第 1 次给药后 24 小时、48 小时、72 小时、120 小时、168 小时处死大鼠。剪下手术处约 1.5cm×1.5cm 的皮肤，4% 甲醛固定，HE 染色，石蜡切片，电镜观察。

【实验结果】

给药组在第 72 小时表皮出现部分愈合，第 120 小时全部愈合；对照组在第 120 小时表皮大部分愈合，第 168 小时全部愈合。两组皮下的炎症反应均在 5～7 天消退，肉芽组织的形成两组均一致。

31

四、云南白药能促进骨折的愈合

【实验方法】

本实验采用标准的动物骨折模型，即用健康的新西兰兔 40 只，2.5% 戊巴比妥钠静脉麻醉，造成双侧桡骨中段 1mm 缺损的横形骨折，术后缝合伤口，不加外固定，造模后随机分实验组及对照组各 20 只，分笼饲养。实验组术毕即服云南白药 100mg/kg/d，掺入饲料内给药，连续 112 天，对照组喂常规饲料。于术后第 7 天、14 天、28 天、56 天、112 天时分别处死。在不同的天数动物作四环素标记。处死后于肘腕部切断取样，进行系列的动物标本处理并制作组织学切片，供荧光显微镜观察，并进行组织形态学计量。

【实验结果】

1. 组织学切片普通光学显微镜观察结果

实验组骨折术后 14 天，外骨痂及桥梁骨痂中软骨细胞数量较对照组明显减少，出现初级骨小梁结构，标本中可见大量的成纤维细胞，少量的成软骨细胞及成骨细胞充填于骨折间隙及周围。术后 28 天，实验组具有丰富的成骨细胞及破骨细胞、骨小梁排列整齐、骨性骨痂出现。血管丰富及髓腔贯通，而对照组髓腔未通。术后 56 天，实验组可见丰富的骨性和纤维性骨痂；而对照组欠之。术后 112 天，两组均形成致密的骨性骨痂结构。

2. 组织学切片透视电镜观察结果

骨折术后 14 天，实验组骨痂中成骨细胞数量多、体积大、胞质丰富。而对照组骨痂中成纤维细胞多、成骨细胞少，且体积小、胞质少。术后 28 天，实验组骨性骨痂、骨胶原纤维丰富，成骨细胞质中见较多核糖体及粗面内质网。而对照组则成骨细胞数量少。术后 56 天，实验组骨性骨痂、骨胶原纤维排列致密，骨陷窝中可见骨细胞，骨细胞体积小、胞质少，纤维性骨痂成骨细胞数量较多、体积大、胞质丰富，粗面内质网多，部分内质网扩张成池。而对照组均欠之。术后 112 天两组均为骨性骨痂，骨胶原纤维排列致密。

3. 组织形态学计量结果

取术后 7 天、14 天、28 天的标本，进行外骨痂厚度测量，结果经配对 t 检验，实验组与对照组比较，术后 7 天、14 天、28 天均有显著性差异（$P<0.05$）。

取术后 28 天、56 天的标本，在普通光镜下进行骨痂积分，结果经配对 t 检验，实验组与对照组有显著性差异（$P<0.05$）。

取术后 28 天、56 天、112 天的标本，进行荧光双标记间距及骨矿化比率的测定及计算，结果实验组与对照组有显著性差异（$P<0.05$）。

4. 力学测试结果

经抗折实验测定两组的愈合平均强度恢复率比值，实验组比对照组高 0.35 倍。

5. X 射线片检查结果

到术后第 28 天两组中有明显差别，实验组骨折断端接近消失，骨膜反应密度较深，骨痂量增加，骨痂影密度加深，边缘较清。对照组骨折断端模糊，骨痂反应密度浅淡，骨痂量少。

五、云南白药能促进骨缺损的修复及促进引导性骨再生[2]

【实验方法】

取健康新西兰兔 36 只，分成 3 天及 1 周、3 周、5 周、10 周、12 周共 6 组，每组 6 只，右侧为 GBR，左侧为非 GBR 侧（NGBR）不放置膜。于术后每周摄双前肢 X 线片，动物于术后 3 天及 1 周、3 周、5 周、10 周、12 周处死。取兔前双肢，X 线片下定位骨缺损，以缺损为中心，连同周围软组织截取 30mm 桡骨标本。经处理后制成供观察标本。于光镜下进行组织学观察，分别在术后 3 周、5 周、10 周、12 周摄双侧前肢 X 线片，X 线片检查观察骨折在膜内外的愈合程度。

【实验结果】

在本实验的骨缺损愈合模型中，3 天至 5 周均有纤维肉芽组织长入骨缺损，但是，在 5 周以后，实验组与对照组的组织学观察却出现了明显差异，实验组表现为大量的软骨组织、成骨细胞及纤维性骨痂、骨性骨痂，最终达到骨缺损骨痂连接直至愈合。而对照组出现软骨内成骨过程停止，已形成的软骨数目急剧减少，没有新的软骨形成，缺损区表现为大量纤维组织，转化为纤维细胞，无成骨细胞及纤维性骨痂的出现，骨再生不再发生。

在本实验中，实验侧肉眼下 5 周即有明显的骨断端出现的再生骨向缺陷中央生长，10 周即完全修复骨缺损。光镜下实验侧早期即可见骨断端处血肿内有明显的间充质细胞和成骨细胞增生，并有大量骨岛和骨小梁网等新骨形成，其间遍布新生毛细血管，并向缺损中心生长，术后 5 周即长入缺损中心，10 周时两骨断端再生的新骨在缺损中央连接，并有髓腔再通，达到骨愈合，而同期对照侧新骨形成各项表现均不如实验侧。

六、云南白药能促进骨折、骨缺损及引导性骨再生愈合过程中的 I 型、II 型胶原的 mRNA 的表达

【实验方法】

健康新西兰兔 40 只，2.5% 戊巴比妥钠麻醉，双侧桡骨下端松质骨管制作 1mm 骨缺损的标准骨折愈合及引导性骨再生模型。造模后随机分为实验组及对照组各 20 只，分笼饲养，实验组术毕即服云南白药，剂量为 100mg/kg/d，掺入饲料内给药，连续给药 112 天，术后第 7 天、14 天、28 天、56 天、112 天分别处死动物。对骨折、骨缺损及引导性骨再生愈合过程中骨折修复机质成分 I 型、II 型胶原的 mRNA 的表达进行比较分析研究。

【实验结果】

实验表明 I 型胶原 mRNA 在骨折后 14 天明显小于 28 天，在各个时间段，实验组的表达密度均高于对照组；II 型胶原的 mRNA 的表达在骨折后 14 天明显大于 28 天，提示 II 型胶原的 mRNA 的表达在软骨修复期最明显。实验组与对照组进行比较观察，则发现 II 型胶原的 mRNA 的表达，前者小于后者。上述实验提示实验组的骨形成增快，已提前进入骨化及塑型期。在骨缺损模型中，术后 3 周 II 型胶原的 mRNA 的表达实验组小于对照组，提示实验组的骨形成增快于对照组；术后 5 周，对照组的表达几乎没有。

云南白药在分子水平上对骨折愈合的主要功能是：①能使软骨修复期迅速逝去，而提早进入骨化及塑型期。即缩短了骨折愈

合时间（由骨折后 2 周 Ⅱ 型胶原的 mRNA 的表达水平服药组明显小于未用药组可知）；②能促进及增加骨折的骨化及塑型（由骨折后 28 天 Ⅰ 型胶原的 mRNA 的表达水平实验组明显增高可知）；③能促进及增加骨诱导因子在骨折及骨缺损中的诱导成骨作用（由骨缺损后 5 周 Ⅱ 型胶原的 mRNA 的继续表达，促进软骨成骨过程正常进行可知）。

七、云南白药给药后骨折/骨缺损动物血清中 12 种蛋白含量的变化

【实验方法】

选择健康 SPF 级 SD 大鼠 200 只，体重 220～300g，雌雄各半，随机分为 4 组，即高压灭菌水对照组、云南白药低剂量组、云南白药中剂量组、云南白药高剂量组，每组 50 只。右侧胫骨骨折造模后，于术后 3 天及给药后的 7 天、14 天、28 天、56 天，分别取腹主动脉血 10mL，采用 ELISA 法检测不同剂量组的大鼠血清细胞因子：形态发生蛋白-2（BMP-2）、β1-转化生长因子（TGF-β1）、血管内皮生长因子（VEGF）、表皮生长因子（EGF）、血小板衍生生长因子（PDGF）、成纤维细胞生长因子（aFGF、bFGF）、促生长因子（IGF-1）、骨骼生长因子（SGF）、白介素（IL-1、IL-6）、粒细胞集落刺激因子（G-CSF）的含量。

【实验结果】

对 12 个相关成骨细胞因子动态检测的结果发现：骨缺损大鼠组在服用不同剂量云南白药后，大鼠体内分泌 10 个成骨相关因子与云南白药高、中、低 3 个剂量呈正相关（$P<0.01$）。对骨缺损大鼠体内 BMP-2、TGF-β1、PDGF、aFGF、bFGF 的分泌作用促进作用更为明显，与相应对照组相比最大增幅度均在 50% 以上。而 IL-1、IL-6 与云南白药剂量呈负相关。

实验说明云南白药可作用于机体的多重蛋白,因此,可以促进骨损伤的愈合。

八、云南白药含药血清对大鼠骨髓间充质干细胞向成骨分化的作用[3]

【实验方法】

将 2500 个/cm² 的第二代大鼠骨髓间充质干细胞分 3 组培养,每组 6 复孔,每 3 ~ 4 天换液。用 pNPP 法进行碱性磷酸酶(ALP)检测,用茜素红 S 染色定量法检测钙结节。

【实验结果】

14 天时,含云南白药血清组和正常及骨折血清组相比,ALP 活性增加更为显著,分别是正常血清组、骨折血清组的 3.14 倍和 1.45 倍($P<0.01$)。结果见图 3–5。

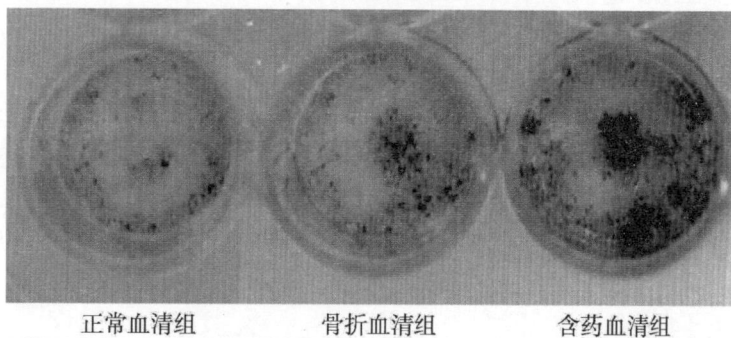

正常血清组　　　　骨折血清组　　　　含药血清组

图 3–5　第二代大鼠 rBMSCs 经含云南白药的血清处理 14 天 ALP 染色

用茜素红 S 染色定量法检测第二代大鼠 MSCs,经各处理因素处理 21 天的钙结节含量;含云南白药的血清组钙结节含量是正常血清组的 9.49 倍,是骨折血清组的 4.41 倍。结果见图 3–6。

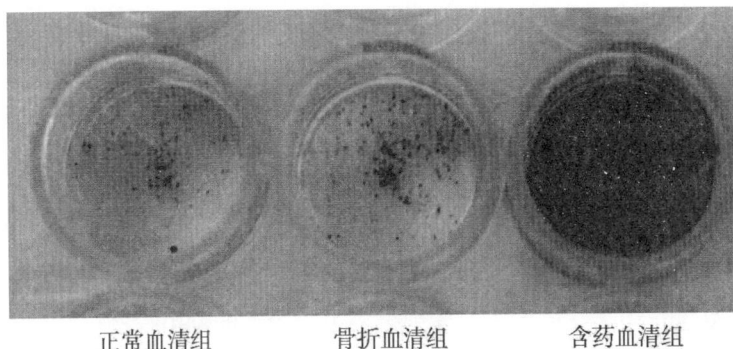

正常血清组　　　　　　骨折血清组　　　　　　含药血清组

图3-6　第二代大鼠 rBMSCs 经含云南白药的血清处理 21 天茜素红钙结节染色

结论：实验表明，含云南白药的血清可促进大鼠骨髓间充质干细胞向成骨分化。

九、云南白药胶囊含药血清的诱导作用

云南白药胶囊含药血清诱导大鼠和人骨髓间充质干细胞成骨分化的作用以及成骨分化的 BMP-Smads 信号通路的干预以及 BMP-Smads 信号通路与 VEGF 表达之间的关系。

【实验方法】

利用 RT-PCR 技术检测骨髓间充质干细胞（MSCs）的核心结合因子（CBFA1）mRNA 和血管内皮生长因子（VEGF）mRNA 的表达。

【实验结果】

含药血清组 CBFA1mRNA 表达量是正常血清组的 4.44 倍，是骨折血清组的 1.26 倍，是正常血清+成骨诱导剂组的 1.35 倍，并且早期成骨标志基因 mRNA 表达量含药血清组超过成骨诱导剂组。

含药血清组 VEGFmRNA 表达是正常血清组的 2.21 倍，是骨折血清组的 1.38 倍，是正常血清+成骨诱导剂组的 1.91 倍，

VEGFmRNA 表达量含药血清组超过成骨诱导剂组。

结论：实验表明，云南白药含药血清可诱导人骨髓间充质干细胞（MSCs）分化成骨，促进 MSCs 向成骨细胞分化、影响成骨细胞成熟和诱导骨折周围组织新生血管生长来促进骨折的愈合。

讨 论

云南白药另一个重要的作用是促进伤口愈合。在损伤组织的修复过程中，细胞的生长受到很多生长因子的调节控制，其中最主要的有表层生长因子（EGF）、成纤维生长因子（FGF）、血管内皮细胞生长因子（VEGF）和碱性成纤维细胞生长因子（bFGF）是其中的代表性成分。这些生长因子能够促进细胞不断增殖，如果它们在受伤组织中的表达增加，将会使损伤组织的修复加快。云南白药诱导小鼠腹壁新生血管生成过程定量测定实验结果表明：云南白药可显著促进机体 VEGF 和 bFGF 的生成，促进新生血管生成，从而使伤口组织供血丰富，有益于伤口的愈合。通过云南白药促进大鼠结缔组织的增生作用实验表明：大鼠手术前 3 天灌胃云南白药能够显著促进手术区 bFGF 的表达和促进肉芽组织的增生，促进大鼠结缔组织的增生，两者呈正相关。云南白药的促进伤口愈合作用就是通过促使新生血管和结缔组织的增生而实现的。此外通过光镜观察大鼠皮肤手术创伤修复的组织病理切片，结果给药组的创伤修复比对照组快：给药组在手术后第 72 小时表皮部分愈合，而对照组未能愈合；给药组手术后第 120 小时表皮全部愈合，对照组表皮部分愈合；第 168 小时对照组才全部愈合。证明云南白药确有明显的愈伤作用。

云南白药治疗骨折有着悠久的历史，随着研究方法及研究技术的不断发展，对云南白药促进骨折愈合的作用机理有了进一步的了解，也为临床治疗骨折提供了一定的参考。云南白药因其活血化瘀、止血定痛、补血生新、防腐生肌等作用，被越来越多地应用于治疗骨伤，并且显示出有明显促进骨折愈合的作用。

　　通过实验观察，云南白药对骨折愈合过程中主要通过引起骨折局部血供丰富及细胞活跃等机制促进骨折愈合，并可提高体内多种生长因子的表达水平，促进骨髓间充质干细胞向骨细胞的分化来促进骨愈合。

　　骨生长因子（TGF-β、BMP、FGF）在骨缺损局部的量的变化可能是引起骨不愈合的原因，在标准骨缺损愈合模型中，实验组出现大量骨痂并且连接，对照组骨不愈合。进一步证实云南白药促进骨缺损愈合可能主要是促进骨折局部生长因子（TGF-β、BMP、FGF）数量的增加或是药物含有诱导生长因子生成的成分，从而抑制骨缺损愈合过程中结缔组织的增生和软骨的异常分化，保证软骨内成骨过程的顺利进行。

　　引导性骨再生的膜技术的应用可募集、浓缩骨诱导因子，防止其外流是引起膜内骨性愈合的重要原因之一。本实验中云南白药对促进膜内成骨也有作用，可能主要是药物增加了膜内骨诱导因子含量或是含有促进膜内诱导因子生成的成分。

　　胶原基因表达水平，不仅表示骨修复的质量，而且表示骨修复的速度。诱导因子在骨发育、诱导、修复中起能增加骨、软骨成分的产量，包括I型、II型、III型、IV型、V型及X型胶原。在骨折修复期逝去速度快于对照组，骨修复速度加快。在骨缺损的修复过程中，软骨的修复延长，对缺损的骨痂连接有重要的作用，其机制可能是云南白药促进诱导因子（TGF-β、BMP）的持续生长。

　　上述结果提示：云南白药有明显促进骨折、骨缺损及引导性骨再生的膜内成骨作用。其可能机制：①含有促进生长因子生成的成分；②增强生长因子对骨修复细胞系的调控作用；③通过cAMP信息系统作用于生长因子对基因表达的调控；④通过促进骨髓间质干细胞向成骨细胞的分化。

本实验的结果说明了云南白药对骨折、骨缺损及引导性骨再生的膜内成骨有促进作用,特别是对标准骨不愈合的骨缺损有显著的促进愈合作用。

第三节　活血化瘀作用

云南白药在多年临床应用中发现有很好的活血化瘀的作用,为了探秘这一药理作用机制,开展了以下药理实验研究:

一、降低血黏度

【实验方法】

用 LG-R-80 系列血液黏度仪检测了 SD 大鼠服用生理盐水(1mL/kg)、云南白药(0.67g/kg 和 0.34g/kg)组,观察云南白药对血液流变学的影响。

【实验结果】

云南白药(0.67g/kg)组的大鼠全血黏度与生理盐水组比较有显著差异($P<0.05$,$n=10$),说明一定量的云南白药有明显的降低血液黏滞性作用,可以改善血液的血流状态。见图 3-7。

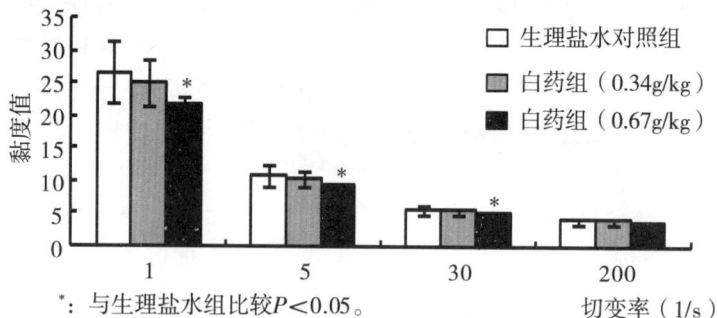

*：与生理盐水组比较 $P<0.05$。

图 3-7　云南白药对大鼠血黏度的影响

二、增加心肌营养性血流量（冠脉流量）

【实验方法】

用同位素[86]Rb 测定云南白药对小鼠心肌营养性血流量的影响。

【实验结果】

测定结果表明，云南白药在一定条件下可增加小鼠心肌营养性血流量，5 分钟时增加 12.1%±1.1%，15 分钟时增加 19.5%±0.3%，30 分钟时增加 25.1%±0.2%（$P<0.05$）。

实验证明，云南白药有增加心肌营养性血流量，改善心肌微循环，增加心肌供氧，对心肌缺血有保护作用，有活血作用。

三、改善微循环障碍

1. 观察云南白药对高分子右旋糖酐所致微循环障碍形成的影响

【实验方法】

采用化学法，静脉注射一定量高分子右旋糖酐，改变血液黏度，以诱导红细胞积聚从而导致毛细血管微循环障碍形成，通过显微镜–摄像系统采集血栓形成的变化过程。

【实验结果】

云南白药组与生理盐水组的大鼠毛细血管内的血流状态有差别，血栓形成的大鼠只数及时间相比，均无差异（$P>0.05$）。见图 3-8。

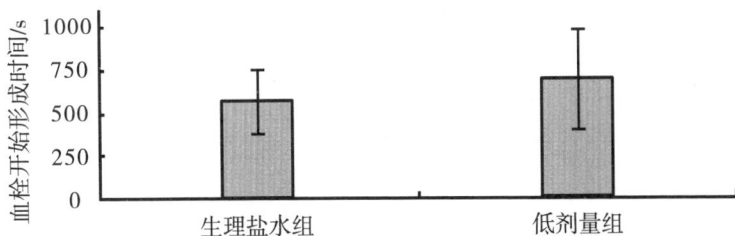

图 3-8　云南白药对 Dextran 所致微循环障碍形成的影响

41

2. 对血瘀证所致血流速度减慢及红细胞聚集的影响

【实验方法】

用 Wistar 大鼠雌性，体重 200g 左右，连续给药 5 天，第 6 天麻醉后，分离颈静脉插管，剖腹找出肠系膜，于 37℃ 保温，接通显微录像摄像系统，注射 10% 高分子右旋糖酐，2 分钟内出现微循环血流速度明显减慢，红细胞聚集现象，观察两组大鼠在 5 分钟、60 分钟时观察血流速度及红细胞聚集程度。用 + 、– 判断血流速度快慢。线流状–，线流速+为快速；粒流状++，虚线状+++为慢速。用 + 、– 判断红细胞聚集程度：–为未聚集，++ 为 2 ~ 4 个红细胞聚集，+++ 为 6 个以上红细胞（RBC）聚集。根据血流速度的快慢及红细胞聚集程度判断药物疗效标准为+++ 或++转为+或–为有效，无改变者为无效。

【实验结果】

实验结果见表 3–12（1）、表 3–12（2）。

表 3–12（1）　　云南白药对大鼠血流速度及红细胞聚集的影响

动物序号	空白对照组				云南白药组			
	血流速度		RBC 聚集程度		血流速度		RBC 聚集程度	
	5min	60min	5min	60min	5min	60min	5min	60min
1	+++	+++	+++	++	+++	+	++	–
2	++	–	++	–	++	–	++	–
3	+++	+++	+++	+++	++	–	++	–
4	++	++	++	++	++	–	++	–
5	++	++	++	–	++	++	++	++
6	+++	+++	+++	+++	++	++	++	++
7					++	+	++	–
8					++	–	–	–

结果说明：云南白药对大鼠肠系膜血瘀模型所致的血流速度减慢及红细胞聚集有一定的对抗作用。

表3-12（2）　云南白药对大鼠血流速度及红细胞聚集的影响

组　别	动物数（只）	给药剂量（g/kg）	血流速度		红细胞聚集程度	
			有效	无效	有效	无效
空白对照组	6	–	1	5	2	4
云南白药组	8	1.5	5	3	6	2

四、抑制静脉血栓形成

【实验方法】

大鼠无论雌雄，体重均为250g左右，设为对照组和实验组，连续灌胃3天，第3天灌胃2小时后，麻醉，仰位固定，腹部手术，结扎下腔静脉，计算血栓形成率和干血栓重。

【实验结果】

云南白药使大鼠静脉形成的血栓的重量与对照组比较（$P < 0.05$），有显著性差异，说明云南白药可抑制下腔静脉的血栓形成，有一定的活血化瘀作用。见表3-13。

表3-13　云南白药对大鼠静脉形成的血栓的重量的影响（$\bar{X} \pm SD$）

组　别	动物数（只）	给药剂量（g/kg）	血栓形成		血栓重（mg）
			鼠数	（%）	
空白对照组	12	–	12	100	3.19±2.3
云南白药组	8	1.25	6	75	1.25±1.1[*]

注：两组相比：[*]：$P < 0.05$。

43

五、对血中去甲肾上腺素（NE）及肾上腺素（E）水平无显著影响

1. 云南白药对脑缺血小鼠血中 NE 及 E 水平无显著影响

【实验方法】

应用岛津 LC-10Atvp 系列分析仪器，用 HPLC 的方法测定结扎双侧颈总动脉及迷走神经 6 分钟后的血样中 NE 及 E 的含量。实验分为 3 组：假手术、模型和白药（1.25g/kg）组。

【实验结果】

白药（1.25g/kg，$n=8$）组血清 E 水平对模型组（$n=15$）无显著性差异（$P>0.05$）。而血清 NE 水平不稳定（$n=8$），模型组与假手术组无显著性差别，故不作为判定依据。

2. 云南白药对正常小鼠血中 NE 和 E 水平无显著性影响

【实验方法】

应用岛津 LC-10Atvp 系列分析仪器，用 HPLC 的方法不经手术直接测定小鼠血中 NE 及 E 的含量。

【实验结果】

白药（1.25g/kg，$n=9$）组血清 NE 水平比对照组下降，但无显著性差异（$P>0.05$），白药（1.25g/kg）组血清 E 水平与对照组比较也无显著性差异（$P>0.05$）。

3. 云南白药对正常大鼠血中 NE 和 E 水平无显著性影响

【实验方法】

应用岛津 LC-10Atvp 系列分析仪器，用 HPLC 的方法不经手术直接测定 SD 大鼠血中 NE 及 E 的含量。

【实验结果】

白药（1.25g/kg，$n=9$）组血清 NE 水平比对照组下降，但无显著性差异（$P>0.05$），白药（1.25g/kg）组血清 E 水平与对照组比较也无显著性差异（$P>0.05$）。

结　　论

取各组给药 60min 后与给药前血清中 NE 和 E 的差值，并计算每组相对自身的升高百分比。取对照组 NE 和 E 升高值为 100%，对各给药组 NE 和 E 的变化与对照组 NE 和 E 的升高值的相对百分率进行统计。结果表明，云南白药 0.33g/kg、0.67g/kg 和 1.33g/kg 剂量均降低了大鼠血清中 NE 的升高百分比，但是都没有显著差异，并且在各剂量间未成量效关系。而云南白药对大鼠血清 E 水平的影响无明显趋势，也无显著性差异（$n = 10$，$P > 0.05$）。

第四节　抗炎消肿作用

云南白药具有很好的抗炎消肿作用，实验选择了有以肿胀、渗出等为主要指标的急性炎症模型，以肉芽组织增生为主要指标的慢性炎症模型及免疫性炎症模型等不同的评价指标对其进行评价。结果如下实验。

45

一、抑制二甲苯所致小鼠耳廓炎性肿胀

【实验方法】

取 ICR 小鼠 40 只，雄性，体重 25～28g，均分 4 组，实验当天各组小鼠左侧耳廓给药 1 次，给小鼠左耳涂以二甲苯 0.05mL/只，右耳作对照，30 分钟后处死动物，用同一打孔器将双耳同部位切下，用分析天平分别称重，以（左耳重－右耳重）/右耳重为肿胀率。

【实验结果】

云南白药对二甲苯所致小鼠耳廓炎症有明显的抑制作用，与对照组比较有显著性差异。见表 3-14。

表 3-14　云南白药对二甲苯所致小鼠耳廓炎症的影响（$\overline{X} \pm SD$）

组　别	动物数（只）	给药剂量（g/kg）	肿胀率（$\overline{X} \pm SD$）（%）
空白对照组	10	–	0.55±0.30
云南白药组（高剂量）	10	2.5	0.31±0.08 *
云南白药组（低剂量）	10	1.25	0.33±0.16 *
阿司匹林组	10	0.4	0.17±0.07 **

注：*：与空白对照组比较，$P<0.05$；**：与空白对照组比较，$P<0.01$。

二、抑制大鼠蛋清性足跖肿胀

【实验方法】

取 SD 健康大鼠 30 只，体重 200～240g，随机均分为 3 组，灌胃给药，每天 1 次，连续 3 天，于末次给药 30 分钟后，在大鼠足跖部皮下注射 10% 新鲜蛋清 0.1mL/只致炎，用毛细管法测量致炎前后大鼠足跖关节以下的体积变化。

肿胀度=（致炎后体积-致炎前体积）/致炎前体积

【实验结果】

云南白药对蛋清所致的大鼠足跖肿胀有显著的抑制作用，小剂量在 90 分钟时作用明显，而大剂量则在 60 分钟时作用就非常显著。见表 3-15。

表 3-15　　　　大鼠足跖肿胀率经时变化（$\overline{X} \pm SD$）

组　别	动物数（只）	剂量（g/kg）	肿胀度（$\overline{X} \pm SD$）			
			30min	60min	90min	150min
空白对照组	10	–	0.986±0.180	1.028±0.190	0.947±0.161	0.761±0.168
云南白药组	10	1.75	0.859±0.212	0.738±0.190 **	0.615±0.190 **	0.546±0.168 *
云南白药组	10	0.88	0.907±0.281	0.883±0.228	0.767±0.217 *	0.573±0.231

注：*：与空白对照组比较，$P<0.05$；**：与空白对照组比较，$P<0.01$。

三、抑制大鼠胆固醇所致肉芽肿

【实验方法】

取 140~170g 雌性大鼠经乙醚浅麻醉，将浓度为 200mg/mL 的胆固醇的混悬液于每只大鼠腹部皮下，各注入 0.2mL，术后随机分为 3 组，分别给予云南白药高剂量、低剂量、蒸馏水，手术当天给药，每天 1 次，连续 7 天，第 8 天先称体重，再将大鼠断头处死，剥离脂肪分出肉芽肿组织，称重。

【实验结果】

云南白药能明显抑制慢性肉芽肿的增生。见表 3-16。

表 3-16 云南白药对大鼠胆固醇所致肉芽肿的影响（$\overline{X} \pm SD$）

组　别	动物数（只）	剂量（g/kg）	肉芽肿重（$\overline{X}\pm SD$）（g）
空白对照组	10	–	0.381±0.107
云南白药组（低剂量）	10	1.25	0.219±0.054*
云南白药组（高剂量）	10	2.50	0.216±0.072*

注：* 与空白对照组比较，$P<0.01$。

四、改善小鼠耳廓致炎后微循环障碍

【实验方法】

取体重 12~15g，出生 20 天左右的 ICR 纯种小鼠，分组按 1.25g/kg 体重灌胃小鼠，45 分钟后，用微量加样器抽取二甲苯 20μL，滴于小鼠左耳上，透射显微镜下，观察小鼠耳廓微血管自血浆带出现到停止过程中微循环的变化。

【实验结果】

云南白药可以显著延长二甲苯所致小鼠炎症血浆带的出现到

47

停止时间，对减轻炎症水肿提供了有效时间，从微循环水平提供了云南白药具有明显抗炎性水肿作用的依据。见表3–17。

表3–17　云南白药对二甲苯所致小鼠炎症血浆带的影响

组　　别	动物数（只）	给药剂量（g/kg）	血浆带出现到停止时间（min）（$\overline{X} \pm SD$）	流速（半定量测定）
空白对照组	6	–	16.42±2.49	加快不明显
云南白药组	6	1.25	24.0±2.33*	加快

注：两组相比：* $P<0.01$。

五、对皮肤毛细血管通透性的抑制作用

【实验方法】

雄性大鼠分为3组。灌胃给药1小时后，尾静脉注射1%伊文思蓝溶液2mL/只，然后背部皮内注射1mg/mL磷酸组胺0.04mL。30分钟后断颈处死，剥离背部皮肤，测量皮肤蓝染面积，并将蓝染皮肤剪碎后，用7∶3丙酮生理盐水溶液5mL浸泡24小时后测量吸光度。

【实验结果】

云南白药可减轻因为组胺所致的毛细血管的通透性，有助于炎症的康复。见表3–18。

表3–18　云南白药对组胺所致的毛细血管通透性的影响（$\overline{X} \pm SD$）

组　　别	动物数（只）	剂　量（g/kg）	蓝染面积（cm²）	吸光度（A）
空白对照组	10	–	1.85±0.43	0.159±0.058
云南白药组（低剂量）	10	1.25	1.20±0.58*	0.109±0.069
云南白药组（高剂量）	10	2.50	1.09±0.43**	0.082±0.029**

注：两组相比：* $P<0.05$，** $P<0.01$。

六、降低肾上腺皮质激素

【实验方法】

采用放免法测定连续给药 7 天后的大鼠血浆中的皮质醇含量。

【实验结果】

云南白药可降低大鼠血浆皮质醇含量，与空白组比较有显著性差异，因此解除了皮质醇对巨噬细胞的抑制作用，使巨噬细胞能很快进入创伤区。发挥其吞噬作用，消除创面炎症。此结果与云南白药对小鼠腹腔巨噬细胞吞噬有明显的促进作用相一致。见表 3-19。

表 3-19　云南白药对大鼠血浆皮质醇含量的影响（$\bar{X} \pm SD$）

组　别	动物数 （只）	给药剂量 （g/kg）	皮质醇含量 （μg/100mL）
空白对照组	11	–	4.64±1.33
云南白药组	11	2	3.45±1.07 *

注：两组相比：* $P<0.05$。

七、促进巨噬细胞的吞噬作用

【实验方法】

取体重 18～22g 的昆明种小鼠，分为两组按文献方法测定巨噬细胞吞噬百分率和吞噬指数。

【实验结果】

云南白药既有增加巨噬细胞吞噬百分率的作用，又可增加其吞噬指数。见表 3-20。

49

表 3-20 云南白药对小鼠腹腔巨噬细胞的吞噬作用的影响（$\bar{X} \pm SD$）

组 别	动物数（只）	剂 量（g/kg）	吞噬百分率（%）	吞噬指数（α）
空白对照组	10	–	20.9±4.4	0.131±0.032
云南白药组	9	1.25	24.4±3.3 *	0.152±0.027 *

注：两组相比：* $P < 0.05$。

八、对胆固醇所致肉芽肿大鼠血清中的皮质醇含量无影响

【实验方法】

取备用血清，采用放免法测定血清中的皮质醇含量。

【实验结果】

表明云南白药对胆固醇所致肉芽肿大鼠血清中皮质醇含量无明显影响，提示云南白药对肉芽肿的抑制作用是通过淋巴细胞等炎性细胞浸润，而与血清中皮质醇含量关系不大。见表 3-21。

表 3-21 云南白药对大鼠肉芽肿血清中的皮质醇含量的影响（$\bar{X} \pm SD$）

组 别	动物数（只）	剂 量（g/kg）	皮质醇含量（$\mu L/100mL$）
空白对照组	10	–	2.43±1.64
云南白药组	9	2	2.14±1.16

注：两组相比：$P > 0.05$。

上述实验表明：云南白药对胆固醇所致肉芽肿大鼠血清中皮质醇含量无明显影响，提示云南白药对肉芽肿的抑制作用是通过淋巴细胞等炎性细胞浸润，而与血清中皮质醇含量关系不大。

九、对大鼠细胞免疫功能的影响

【实验方法】

取体重 210g 左右的大鼠，分为两组，连续给药 7 天后进行白细胞计数及分类检测，同时，采用放免法测定大鼠的淋巴细胞脱氧核糖核酸（DNA）和核糖核酸（RNA），并且观察对脾脏重量的影响。

【实验结果】

云南白药虽然有提高 DNA 和 RNA 合成的趋势，但统计学处理无明显差异。对大鼠白细胞计数、白细胞分类计数也无明显影响。见表 3-22、表 3-23。

表 3-22　　云南白药对大鼠白细胞影响（$\overline{X} \pm SD$）

组　别	动物数（只）	剂量（g/kg）	白细胞计数（10^9/L）	中性粒细胞（%）	淋巴细胞（%）
空白对照组	11	—	5.86±2.90	21.6±8.5	78.4±8.5
云南白药组	11	2	5.07±2.52	15.3±3.9*	84.4±5.9

注：两组相比：* $P < 0.05$。

表 3-23　　云南白药对大鼠脱氧核糖核酸（DNA）和

核糖核酸（RNA）以及脾脏重量的影响（$\overline{X} \pm SD$）

组　别	动物数（只）	剂量（g/kg）	^{3}H-TdR（cpm/10^6l. c）	^{14}C-uR（cpm/10^6l. c）	脾脏指数（$\times 10^{-3}$）
空白对照组	11	—	1850±1500	4065±3639	1.92±0.67
云南白药组	11	2	8061±6551	9764±5714	2.15±0.04

注：两组相比：$P > 0.05$。

十、云南白药对慢性阻塞性肺疾病气道炎性细胞、因子有调控作用[4]

慢性阻塞性肺疾病（COPD）是具有气流阻塞为特征的慢性支气管炎和（或）肺气肿，气流阻塞呈进行性发展，可伴有气道高反应性的一组疾病。现在国内外认为COPD是一组以气道为非特异性炎症为特点的呼吸系统常见病，其和炎性细胞如上皮细胞（SEC）、中性粒细胞（NEU）、巨噬细胞（MAC）、嗜酸性粒细胞（EOS）有关。各种炎性细胞的激活，分泌、释放细胞因子如：肿瘤坏死因子（TNF-α）、白细胞介素-1β（IL-1β）、白细胞介素-6（IL-6）、白细胞介素-8（IL-8）等有关。

【实验方法】

本实验采用诱导排痰，测定处于稳定期的COPD患者和健康人的各种炎性细胞、细胞因子以及肺功能（第1秒钟用力呼气容积即FEV1%），并进行比较，测定后将COPD患者随机分为两组，一组服用云南白药胶囊，另外一组服用淀粉胶囊，疗程6周。治疗后再对上述指标进行检查。

【实验结果】

COPD组的白细胞介素-1β（IL-1β）、白细胞介素-6（IL-6）、白细胞介素-8（IL-8）、肿瘤坏死因子（TNF-α）、中性粒细胞（NEU）均高于健康人，而肺功能（第1秒钟用力呼气容积即FEV1%）低于健康人。对于COPD病人服用云南白药后以上指标均有改善。表明云南白药对稳定期COPD气道炎性细胞、细胞因子有明显的抑制或调控作用，故肺功能得以随之改善。见表3-24、表3-25。

表 3-24　各组痰液炎性细胞、细胞因子及肺功能比较（$\overline{X} \pm SD$）

指　标	健康人（$n=30$）	稳定期 COPD（$n=60$）
IL-1β（pg/mL）	2.01±0.29	2.290.37**
IL-6（pg/mL）	1.53±0.5	1.82±0.4*
IL-8（pg/mL）	2.40±0.23	3.27±0.51**
TNF-α（pg/mL）	1.17±0.22	1.54±0.47**
SEC（%）	9.5±1.6	9.1±0.8
NEU（%）	30.2±2.1	60.5±1.3**
EOS（%）	0.1±0.01	0.8±0.5
FEV1（%）	83±1.3	58±7.2**

注：* $P<0.05$，** $P<0.01$。

表 3-25　稳定期 COPD 病人服用云南白药前后炎性细胞、

细胞因子及肺功能比较（$\overline{X} \pm SD$）

指　标	对照组 COPD（$n=30$）		治疗组 COPD（$n=30$）	
	用药前	用药后	用药前	用药后
IL-1β（pg/mL）	2.31±0.36	2.30±0.35	2.28±0.38	1.92±0.18**△
IL-6（pg/mL）	1.91±0.44	1.89±0.44	1.83±0.48	1.35±0.47*△
IL-8（pg/mL）	3.25±0.46	3.27±0.45	3.28±0.45	2.98±0.45**△
TNF-α（pg/mL）	1.55±0.30	1.54±0.26	1.54±0.29	0.99±34**△
SEC（%）	9.5±0.8	9.3±1.0	9.4±1.3	9.4±0.2
NEU（%）	60.3±0.8	64.4±1.2	61.5±1.2	40.8±1.9**△△
EOS（%）	0.6±0.1	0.6±0.2	0.7±0.1	0.8±0.4
FEV1（%）	59±3.8	59±3.8	60±3.6	67±10.2*△

注：同组治疗前后相应值比较* $P<0.05$，** $P<0.01$。

　　两组治疗前后相应值比较△ $P<0.05$，△△$P<0.01$。

第五节 镇痛作用

疼痛作为主观的感受和体验，是一种复杂的生理心理反应。动物实验只能间接借助由于伤害性刺激引起的"痛"反应作为测量指标，如化学刺激等。结果如下。

一、减轻化学刺激致痛反应扭体次数

【实验方法】

取 ICR 小鼠 30 只，雌雄各半，体重 18～22g，随机均分为 3 组，每天灌胃给药 1 次，连续 3 天，于末次给药 30 分钟后，每鼠按 0.1mL/10g 腹腔注射 0.6% 冰醋酸，记录注射致痛剂后 20 分钟内各鼠的扭体次数。比较各组间差异，并进行统计。

【实验结果】

云南白药均能明显减少小鼠注射致痛剂后产生的扭体次数，有一定的镇痛作用。见表3-26。

表3-26 云南白药对小鼠扭体次数的影响（$\bar{X} \pm SD$）

组　别	动物数（只）	剂　量（g/kg）	扭体次数
空白对照组	10	–	31±9
云南白药组（低剂量）	10	1.25	16±9[*]
云南白药组（高剂量）	10	2.50	12±8[*]

注：与空白对照组比较：[*] $P<0.01$。

二、延长电刺激引起的疼痛反应时间

【实验方法】

雌性小鼠，体重 18～22g，用 YSD-4 药理、生理多用仪。

刺激方法为：电压 75V，频率 4Hz 连续刺激，间隔时间 1 秒钟（s），以小鼠出现第一声尖叫为痛阈值，挑选痛阈值在 30 秒钟内的小鼠，皮下注射（i.h.）试药后 1 小时，测定小鼠痛阈值时间。

【实验结果】

云南白药可以延长动物产生疼痛反应的时间。见表 3-27。

表 3-27　　　　给药前后痛阈值改变（$\bar{X} \pm SD$）

组　　别	动物数（只）	剂　量（g/kg）	给药前时间（s）	给药后时间（s）
空白对照组	10	–	13±12	9±7
云南白药提取物组	10	0.25	12±8	31±20 *
云南白药提取物组	10	0.40	12±10	35±15 *
盐酸吗啡组	11	0.02	13±14	29±21 *

注：与空白对照组比较：* $P<0.01$。

55

第六节　兴奋子宫作用

云南白药对无孕、妊娠早期、妊娠晚期豚鼠和家兔的离体子宫，均有不同程度的兴奋作用，并与麦角新碱或脑垂体后叶素有协同作用。对在位家兔子宫亦呈兴奋作用，并与麦角新碱或脑垂体后叶素有协同作用。家兔子宫慢性瘘管实验证明：云南白药能使子宫活动增强。云南白药的作用可能类似于麦角新碱，即小剂量时子宫呈现节律性收缩，有时可致强直性收缩，作用时间较长。孕妇忌用可能与此有关。这充分说明该药的注意事项是有科学依据的。

第七节　抗肝纤维化的作用

【实验方法】

取昆明种小白鼠 128 只（雌、雄各半），体重 18~22g，均分为 4 组，为正常对照组（NC）、肝纤维化模型组（LFC）、小剂量云南白药治疗组（ST）、大剂量云南白药治疗组（LT）。LFC、ST、LT 组每 5 天注射 1 次造模剂（20%CCl$_4$橄榄油），直至实验结束，同时按不同组别分别给药。在剔除因给药而导致的意外死亡动物后，分别于第 1 周、第 3 周、第 6 周、第 10 周，每组各取 7 只小鼠，对其肝组织脯氨酸羟化酶活性、脯氨酸与羟脯氨酸含量、肝组织胶原纤维相对面积，进行肝组织病理学观察测定。

【实验结果】

LFC 与 NC 比较，肝细胞变性、坏死、胶原纤维增生与不同时期肝组织脯氨酸羟化酶活性、脯氨酸与羟脯氨酸含量、胶原纤维相对面积等指标均有非常显著差异（P<0.01），证明肝纤维化模型成功。在不同的时间 ST、LT 与 LFC 组比较，脯氨酸羟化酶活性、脯氨酸与羟脯氨酸含量、胶原纤维相对面积均有非常显著差异，提示云南白药可以抑制脯氨酸羟化酶活性，抑制肝纤维组织增生，具有较明显的抗肝纤维化作用。见表 3-28 至表 3-31。

表 3-28　　不同时间各组小鼠肝组织脯氨酸羟化酶

活性（μg/L）测定结果（$\bar{X} \pm SD$）

组　别	第 1 周	第 3 周	第 6 周	第 10 周
NC	1.09±0.066	1.07±0.069	1.07±0.071	1.06±0.086
LFC	1.57±0.075	2.61±0.090	3.10±0.103	3.22±0.077
ST	1.47±0.043	2.16±0.123	2.32±0.079	2.34±0.040
LT	1.40±0.033	1.96±0.054	2.03±0.054	2.05±0.08

注：n=7，不同时间各组两两比较均为 P<0.01。

表3-29 不同时间各组小鼠肝组织脯氨酸与羟脯氨酸
含量（%）测定结果（$\overline{X} \pm SD$）

组 别	第1周	第3周	第6周	第10周
NC	0.37±0.015	0.37±0.018	0.37±0.017	0.36±0.015
LFC	0.98±0.042	1.34±0.040	1.51±0.042	1.71±0.054
ST	0.69±0.050	0.78±0.040	1.41±0.066	1.38±0.049
LT	0.45±0.027	0.59±0.024	0.89±0.057	1.16±0.068

注：$n=7$，不同时间各组两两比较均为 $P<0.01$。

表3-30 不同时间各组小鼠图像分析肝组织胶原纤维
相对面积（%）（$\overline{X} \pm SD$）

组 别	第1周	第3周	第6周	第10周
NC	0.68±0.02	0.67±0.05	0.72±0.07	0.75±0.011
LFC	1.76±0.05	2.44±0.19	2.81±0.15	3.39±0.21
ST	1.30±0.03	1.46±0.11	2.17±0.09	2.59±0.24
LT	0.83±0.01	1.11±0.07	1.65±0.09	2.3±0.19

注：$n=7$，不同时间各组两两比较均为 $P<0.01$。

表3-31 各组动物肝组织病理学观察结果

组 别	n	肝细胞变性				肝细胞坏死				胶原纤维增生			
		−	+	++	+++	−	+	++	+++	−	+	++	+++
NC	28	11	13	2	2	14	11	3	0	17	1	0	0
LFC	28	0	6	17	5	0	10	12	6	0	7	10	11
ST	28	1	14	10	3	0	26	0	2	3	14	11	0
LT	28	1	12	13	2	0	24	3	1	4	19	5	0

注：LFC 与 ST 比较 $P<0.05$；ST 与 LT 比较均为 $P>0.05$；其余比较均为 $P<0.01$。

第八节 抗肿瘤活性

云南白药对人体肿瘤细胞有抑制作用[5]

用云南白药甲醇提取物对 A-549（人肺癌）、MCF-7（人乳腺癌）、HT-29（人结肠腺癌）、A-496（人肾腺癌）、PACA-2（人胰腺癌）、PC-3（人前列腺癌）6 种人体肿瘤细胞进行了实验，均有抑制作用。结果见表 3-32。

表 3-32 云南白药的抗人体肿瘤细胞毒生物活性测定结果

	GI_{50} （μg/mL）					
	A-549	HT-29	MCF-7	A-496	PC-3	PACA-2
云南白药甲醇提取物	5×10^{-1}	9	1.92	6×10^{-1}	9×10^{-1}	3

美国肿瘤研究所在 P-338、L-1210 及 9KB 组织培养筛选实验中，发现云南白药提取物有一定的抗肿瘤活性。Ravilumar 等从香港市售的昆明产白药中提取出两种皂甙Ⅰ型及Ⅵ型，并测试其细胞毒活性，同时用结构近似的合成皂甙进行对比实验，以探索其构效关系，实验结果证实皂甙Ⅰ型及Ⅵ型对 P-338、L-1210 及 9KB 组织培养系统都很有效，均显示有抗癌活性，而合成皂甙的活性较低。云南白药中细胞毒皂甙的抗癌作用，给我们用云南白药治疗肿瘤提示了良好的前景，值得进一步探索。

日本汉方医学专家也发现了云南白药有抗肿瘤作用。用其治疗肿瘤有独特的疗效，它能明显抑制肿瘤细胞的异常增殖，无论是良性、恶性肿瘤，都能阻止其生长，使肿瘤缩小乃至消失。

讨　论

　　云南白药具有活血化瘀、解毒消肿作用，在临床上广泛应用于很多疾病如软组织挫伤、闭合性创伤、风湿性关节炎。这些疾病发病后可造成局部缺血，可致无菌性炎症。故有疼痛、肿胀、活动受限。

　　祖国医学认为，"气伤痛，行伤肿"，治宜祛风除湿，活血化瘀，消肿止痛，舒筋活络，使其气血通畅，肿痛消除；去瘀生新，有利于损伤的修复，针对以上治法我们对云南白药用现代药理学的方法对其作用机理进行了研究。

　　实验证明：云南白药可以明显地降低血液黏滞性作用，可以改善血液的血流状态。有增加心肌营养性血流量，改善心肌微循环，增加心肌供氧，对心肌缺血有保护作用。有活血作用：云南白药对大鼠对肠系膜血瘀模型所致的血流速度减慢及红细胞聚集有一定的对抗作用，对血栓形成有一定的延缓作用，抑制大鼠下腔静脉的血栓形成，有一定的化瘀作用。云南白药含药血清对血管内皮细胞 NO 合成水平无显著的影响，对动物血中的 NE、E 水平也无显著的影响。推测云南白药不影响由 eNOS 合成表达的 NO（即 EDRF 内皮细胞源性松弛因子）对血管的扩张作用，可保持血管内环境的稳定。另一方面也说明，云南白药对动物血清中应激反应系统——血管紧张素、肾上腺素等无明显的影响。这可以从机理方面证明云南白药具有活血化瘀作用。

　　云南白药可以显著延长对二甲苯所致小鼠炎症血浆带的出现到停止时间，对减轻炎症水肿提供了有效时间，从微循环水平提供了云南白药具有明显抗炎性水肿作用的依据。云南白药对二甲苯所致小鼠耳廓炎症的水肿有明显的抑制作用，云南白药对蛋清所致的大鼠足趾肿胀有显著的抑制作用，说明云南白药能够对由异性蛋白引起的变态反应产生的肿胀也有抑制作用，云南白药高

59

剂量、低剂量能明显抑制慢性肉芽肿的增生，云南白药可减轻因为组胺所致的毛细血管的通透性，有助于炎症的康复。云南白药既有增加巨噬细胞吞噬百分率的作用，又可增加其吞噬指数。云南白药对胆固醇所致肉芽肿大鼠血清中皮质醇含量无明显影响，提示云南白药对肉芽肿的抑制作用是通过淋巴细胞等炎性细胞浸润，而与血清中皮质醇含量关系不大。云南白药可降低大鼠血浆皮质醇含量，与空白组比较有显著性差异，因此解除了皮质醇对巨噬细胞的抑制作用，使巨噬细胞能很快进入创伤区。发挥其吞噬作用，消除创面炎症。此结果与云南白药对小鼠腹腔巨噬细胞吞噬有明显的促进作用相一致。云南白药还可以使炎性细胞、炎性因子如白细胞介素-1（IL-1β）、白细胞介素-6（IL-6）、白细胞介素-8（IL-8）、肿瘤坏死因子（TNF-α）、中性粒细胞（NEU）等降低。以上这些说明云南白药临床上用于无菌性炎症作用的机理，并对其临床上用于无菌性炎症所致的肿胀有很好的作用。

云南白药可以减少小鼠腹腔注射醋酸后的扭体次数，说明云南白药对 H^+ 所造成的对小鼠腹腔黏膜的刺激有减缓作用；同时可以延长对电刺激引起的小鼠疼痛的反应时间，提供痛阈值。这为云南白药用于镇痛提供了实验基础。

通过实验还发现云南白药对实验性肝纤维化有明显的抑制作用，其提取物在一些肿瘤组织培养系统中显示了抗癌的活性。

❈ 参考文献 ❈

[1] 云南白药胶囊在大鼠和人体内活性代谢产物的研究. 云南白药集团股份有限公司内部资料. 合作单位：浙江省医学科学院安全性评价研究中心-国家浙江新药安全评价重点实验室.

[2] 杨庆秋. 云南白药促进骨缺损修复及引导性骨再生的实验研

究 [J]．中国矫形外科杂志，2002，10（8）：793～794.

[3] 云南白药含药血清对大鼠骨髓间充质干细胞向成骨分化的
作用．云南白药集团股份有限公司内部资料．合作单位：
浙江省医学科学院安全性评价研究中心–国家浙江新药安全
评价重点实验室．

[4] 李兴文，等．云南白药对稳定期慢性阻塞性肺疾病痰液炎
性细胞调控研究 [J]．中国新药杂志，2001，10（4）：
282～284.

[5] 季申，等．中药重楼和云南白药中抗肿瘤细胞毒活性物质
Gracillin 的测定 [J]．中成药，2001，23（3）：212～215.

[6] 云南白药药理研究．云南白药集团股份有限公司内部资料．

第四章　云南白药安全性研究

云南白药是成方已久的名贵中成药，研究人员经过多年的研究探索，根据云南白药功效的特点，以及临床用药的特点，先后研制出胶囊剂、膏剂、酊剂、创可贴、气雾剂等新剂型，来满足临床用药的需求。在研制过程中，研究人员完成了大量的毒理学研究，为云南白药各种剂型的临床安全用药提供了可靠的安全性评价依据。

第一节　云南白药的急性毒性实验研究

一、大鼠经口与腹腔注射给予云南白药的急性毒性实验[1]

1. 经口给予云南白药的急性毒性实验

【实验方法】

40 只 SD 大鼠，雌雄各半，分为两组，实验组经口给予云南白药的最大给药量为 10.68g/kg，相当于人临床用剂量的 427 倍（人临床剂量按 1.5g/人/天计算），1 天内分 2 次给药，间隔 3～4 小时。对照组给超纯水。给药后连续观察 14 天。

【实验结果】

第 1 次给药后未见异常，第 2 次给药后出现少量流涎，活动减少、闭眼等症状，第 3 天恢复正常，无动物死亡。实验组各时间段体重和对照组比较无显著差异（$P > 0.05$），其体重均随实验时间延长而增加。实验结束，剖检所有实验大鼠，各脏器未发现任何肉眼可见的病理病变。

结论：实验表明该药在最大给药量时对大鼠无明显的毒性。

2. 腹腔注射给予云南白药的急性毒性实验

【实验方法】

50只SD大鼠，雌雄各半，随机分为5组，腹腔注射云南白药的剂量为0.98g/kg、0.78g/kg、0.63g/kg、0.3g/kg、0.4g/kg。

【实验结果】

给药5分钟后各剂量组均出现活动减少，之后逐渐出现呼吸加快、闭眼、流泪、俯卧、眼球出血、侧卧、弓背、反应迟钝、体温下降、竖毛、无力等异常反应，个别大鼠出血死亡；死亡率、死亡时间与剂量正相关，次日各存活大鼠均未见任何异常。实验后对死亡大鼠和存活大鼠进行剖检，各脏器均无肉眼可见的病理改变。

大鼠急性LD_{50}及95%可信限值为：0.60（0.48~0.76）g/kg。

二、云南白药酊毒性安全度实验[2]

【实验方法】

取小白鼠120只，每组10只，体重18~22g，雌雄各半，每组分别灌胃给不同剂量的云南白药酊样品，然后观察不良反应（如竖毛、步伐不稳、呼吸抑制、惊厥、四肢瘫痪等）以及48~72小时内小鼠死亡情况，如出现死亡，则将药物稀释再试，直至不出现死亡为准。此时小白鼠的用药量即为小白鼠对云南白药酊的最大耐受量，然后按公式计算耐受倍数：

耐受倍数=小白鼠耐受量/小白鼠平均体重×成人治疗量/成人平均体重

样品制备：取一定量的云南白药酊，蒸发除醇，然后用蒸馏水稀释成不同浓度的样品，备用。

【实验结果】

按以上的方法观察到，个别小鼠出现轻微的毒性症状，如竖毛、懒惰、呼吸困难，超出最大耐受量的小鼠多因呼吸抑制而死亡。

表4-1　　　　云南白药酊最大耐受量实验统计表

样品编号	1	2	3	4	5	6	7	8	9	10	11	12*
耐受倍数	400	400	400	300	300	500	200	300	350	300	350	300

注：*12号为混合样品；每个样品各取10mL混合。

根据耐受实验的规律，按体重计算，一般认为小白鼠最大耐受量相当于人用量的100倍以上，临床人用量就比较安全。根据实验结果，云南白药酊小白鼠最大耐受量为200～500倍，1次口服量安全范围为10mL（最大耐受量为100倍），所以临床1次口服3～5mL比较安全。

三、云南白药创可贴皮肤用药急性毒性实验[3]

64

【实验方法】

取成年健康兔12只，体重2～2.5kg，雌雄各半，随机分成3组，每组4只：分为试药高剂量组、低剂量组和赋形剂组。试药为云南白药创可贴，批号940901，制剂表示量：试药高剂量组含云南白药浸膏≥23mg/片及低剂量组含云南白药浸膏≥8mg/片。

实验前24小时将家兔背部脊柱两侧去毛，去毛面积相当于家兔体表面积的10%，将一侧作为完整的皮肤给药，另一侧作为破损皮肤给药，破损皮肤的制作采用手术刀将去毛皮肤消毒划破，以轻度渗血为度。

将创可贴按组别直接贴于完整皮肤及破损皮肤上，给药24小时后，撕去创可贴，去除受试药物后1小时、24小时、48小时、72小时，至第7天，观察贴药部位状况。

【实验结果】

实验表明创可贴在大剂量（23mg/片）和小剂量（8mg/片）外用时，对完整的皮肤和破损皮肤家兔的行为、活动、饮食、皮毛光泽和体重无任何不良影响，先后观察14天内无家兔死亡，未出现任何急性毒性反应。

四、云南白药气雾剂皮肤用药急性毒性实验[4]

【实验方法】

成年健康兔30只，雌雄各半，体重2.33kg±0.24kg，随机分成5组，每组6只：Ⅰ组：空白对照组；Ⅱ组：完整皮肤低剂量组；Ⅲ组：完整皮肤高剂量组；Ⅳ组：破损皮肤低剂量组；Ⅴ组：破损皮肤高剂量组。试药为云南白药气雾剂，药物浓度分别为：11.44%（临床应用剂量）及45.76%。

实验前24小时将家兔背部脊柱两侧剃去毛，每块面积约80cm²，将一侧作为完整的皮肤喷涂本药液，另一侧作为破损皮肤给药，破损皮肤的制作采用铁砂纸造成局部破伤，渗血后喷本药液。

给药后1小时、24小时、48小时、72小时，至第7天，每天给药观察并记录兔子的体重、皮毛、眼睛和黏膜的变化，以及呼吸、行为活动和死亡情况。

【实验结果】

实验表明气雾剂在浓度分别为11.44%和45.76%外用时，对完整的皮肤和破损皮肤家兔的行为、活动、饮食、皮毛光泽和体重无任何不良影响，先后观察7天内无家兔死亡，除少数家兔受试皮肤勉强可见红斑外，未出现任何急性毒性反应。

五、云南白药保险液（气雾剂）皮肤用药急性毒性实验[5]

【实验方法】

成年健康普通级日本大耳兔20只，90日龄，雌雄各半，体重 2.28kg±0.17kg，随机分成 5 组，每组 4 只：Ⅰ组：赋形剂对照组；Ⅱ组：完整皮肤低剂量组；Ⅲ组：完整皮肤高剂量组；Ⅳ组：破损皮肤低剂量组；Ⅴ组：破损皮肤高剂量组。试药为云南白药保险液（气雾剂），药物低剂量组为：0.5g/kg，高剂量组为：1.5g/kg，赋形剂为 90% 的乙醇溶液，取 95% 乙醇用蒸馏水配制成。

实验前 24 小时用脱毛剂将家兔背部脊柱两侧去毛，每块面积约 $150cm^2$，相当于家兔体表面积的 10%，将一侧作为完整的皮肤喷涂本药液，另一侧作为破损皮肤给药（破损皮肤的制作采用注射针头将去毛皮肤消毒划破，以轻度渗血为度）。给药 24 小时后用温水清洗残留药物，给药后及清洗后 1 小时、24 小时、48 小时、72 小时，至第 7 天，观察并记录兔子的体重、皮肤、毛发、眼睛和黏膜的变化，以及呼吸、中枢神经系统、四肢活动和等其他中毒表现。

【实验结果】

实验表明保险液（气雾剂）除破损皮肤高剂量组家兔皮肤有轻度刺激，个别家兔皮肤有轻微红肿外（红肿皮肤 24 小时后逐步恢复正常），其余各项指标：体重、皮肤、毛发、眼睛、黏膜、呼吸、中枢神经系统、四肢活动均未出现任何急性毒性反应。

六、云南白药痔疮膏药直肠用药的毒性及刺激性实验[6]

【实验方法】

经预试，测不出直肠给云南白药痔疮膏药的 LD_{50}，且高剂量组未出现死亡，因此只设高剂量组（折算成生药 3g/kg，约为人用量的 129 倍，分 2 次在 4 小时内给药）、空白膏体组。SD 大鼠，雌雄兼用，体重 245g±15g。试药组为 12 只，雌雄各半，对照组 11 只，雌 5 雄 6，观测给试药后 24 小时、48 小时全身状况及局部刺激反应。24 小时后处死一半动物，取直肠，观察黏膜有无充血、水肿等情况，并保存标本；留存动物 7 天后处死，肉眼观察动物直肠，连同 24 小时的标本做病理组织学检查。在这期间，观察动物体重、呼吸、循环、行为活动情况。实验结果如表 4-2。

表 4-2　云南白药痔疮膏药大鼠直肠用药的毒性实验

体重变化表（$\overline{X} \pm SD$）

组　别	动物数（只）	剂量（g/kg）	给药前体重（g）	给药后 7 天体重（n=6）（g）
空白对照组	11	–	241±17	246±14
云南白药高剂量组	12	2	248±13	255±12

t 检验：高剂量组与对照组无显著性差异。

24 小时后及 7 天后，肉眼观察两组动物直肠无差异，病理组织学检查无显著性差异（$P>0.05$），观察动物的饮食、行为活动、外观、粪便、毛色、体重均正常，给药组与对照组也无差异。

【实验结果】

67

实验观察表明：云南白药痔疮膏对直肠黏膜无不良刺激。

第二节　云南白药一般药理学研究[7]

一、云南白药对小鼠精神神经系统的影响

【实验方法】

ICR 种小鼠 160 只，雌雄各半。云南白药高剂量、中剂量、低剂量组，分别给予云南白药 4.8g/kg、1.2g/kg、0.3g/kg，相当于人最大剂量的 144 倍、36 倍、9 倍。对照组给予 0.5% CMC-Na 溶液。

观察云南白药对精神神经系统的影响：

一般行为观察：发现各给药组对小鼠的一般行为无明显影响，3个剂量组给药前后的尾色泽、眼睑下垂、肌颤、耳壳血管、眼裂增大、瞳孔、眼球震颤、竖毛、流涎、攻击、咬架、翻正反射、被动状态和爬杆等指标均未见异常反应。

自主活动数：对小鼠有减少自主活动数的影响并呈剂量关系，剂量越高，出现自主活动减少的时间越早，自主活动数越少。

旋转协调机能的影响：中低剂量小鼠旋转协调机能均无明显影响，其跑动时间、跑动距离、受电击次数、跑累结束等指标均与对照组相似，高剂量小鼠受电击次数高于对照组，其他指标和对照组相似（$P>0.05$）。

阈下催眠剂量戊巴比妥钠协同作用：各剂量组对小鼠的睡眠潜伏时间无明显影响，与对照组相似（$P>0.05$）。高剂量组有延长睡眠时间的协同影响，其他剂量组无。

【实验结果】

实验结果显示，云南白药各剂量组对小鼠一般行为无明显影响，只对小鼠自主活动有影响，并且存在剂量关系。

二、云南白药对心血管、呼吸系统及体温的影响

本次研究探索了云南白药对心血管、呼吸系统及体温的影响，是对云南白药安全性的进一步探索。

【实验方法】

采用了Beagle犬24只，分为4组，麻醉后对犬心电、呼吸、体温、血压等指标予以实时监测，待各项指标稳定后，高剂量、中剂量、低剂量分别经口给予1.62g/kg、0.54g/kg、0.20g/kg的云南白药，相当于人最高剂量的48倍、16倍、6倍，对照组使用0.5%CMC-Na溶液，剂量为10mL/kg。分别记录给药后5分钟、15分钟、30分钟、60分钟、120分钟、180分钟、240分

钟的平均动脉压、呼吸频率、体温等各时间段的以上各个指标。

【实验结果】

实验表明：经口给予大剂量云南白药后，对犬各剂量组心血管（心率、收缩压、舒张压、平均动脉压、心电图）、呼吸系统及体温等指标均无明显影响。

【实验结论】

经过实验发现，犬在服用人最大剂量的48倍、16倍、6倍云南白药后，在心电、呼吸、血压、体温上和空白对照组无任何差异（$P>0.05$）。说明云南白药对心血管、呼吸系统的毒、副作用较低。

第三节　云南白药长期毒性实验研究

一、云南白药粉长期毒性实验

1. Beagle 犬经口给予云南白药 9 个月的毒性实验[8]

【实验方法】

32 只 Beagle 犬，雌雄各半，随机分为 4 组，分别经口给予云南白药 2.6g/kg/d、1.3g/kg/d、0.65g/kg/d，分别相当于人最大给药剂量的 78 倍、39 倍、19 倍。对照组给予空心胶囊 10 粒。每天上午同一时间给药 1 次，每周给药 6 天，连续给药 9 个月。于给药时对犬进行外观体征、体温、摄食等常规检测，此外还要在给药第 1.5 个月、3.0 个月、4.5 个月、6.0 个月、7.5 个月、9.0 个月（停药次日）和恢复期结束（停药 4 周）对其血液学、血液生化、心电图、尿液分析、眼科等进行观察，并在给药 3.0 个月、6.0 个月、9.0 个月（停药次日）和恢复期结束（停药 4 周）后，剖检八分之二犬作系统尸解及病理组织学检查。

【实验结果】

一般反应：Beagle 犬分别经口给予云南白药 2.6 g/kg/d 剂

量（人最大用量的 78 倍）、1.3 g/kg/d 剂量（人最大用量的 39 倍）、0.65 g/kg/d 剂量（人最大用量的 19 倍），对犬的体温和摄食量无明显影响。

血液指标：通过对红细胞数（RBC）、白细胞数（WBC）、血红素浓度（HGB）、红细胞容积比（HCT）、平均红细胞体积（MCV）、平均红细胞血色素含量［MCH（HGB/RBC）］、平均红细胞血色素浓度［MCHC（HGB/HCT）］、平均红细胞血色素浓度［CHCM（直接测量）］、平均红细胞血色素含量［CH（直接测量）］、红细胞体积分布宽度（RDW）、红细胞血色素浓度分布宽度（HDW）、血小板数（PLT）、平均血小板容积（MPV）、中性粒细胞数（NEUT）、淋巴细胞数（LYMPH）、单核细胞数（MONO）、嗜酸性细胞数（EOS）、嗜碱性细胞数（BASO）、大型非染色细胞数（LUC）、网织红细胞数（RETIC）、平均网织红细胞体积（MCVr）、平均网织红细胞血色素浓度（CHCMr）、平均网织红细胞血色素含量（CHr）、凝血酶原时间（PT）等一系列指标的检测，发现云南白药对犬的血液学指标无明显影响。

血液生化指标：通过对天门冬氨酸转氨酶（AST）、丙氨酸转氨酶（ALT）、碱性磷酸酶（ALP）、肌酸磷酸激酶（CK）、尿素氮（BUN）、肌酐（Crea）、总蛋白（T.P）、白蛋白（ALB）、血糖（GLU）、总胆红素（T.BIL）、总胆固醇（T.CHO）、总甘油三酯（TG），γ-谷氨酰转移酶（γ-GT）、钾离子浓度（K^+）、钠离子浓度（Na^+）、氯离子浓度（Cl^-）、总钙（TCa）等指标的检测，未发现云南白药对犬血液生化指标的明显影响。

大体观察及病理组织学检查：Beagle 犬分别经口给予云南白药 2.6g/kg/d、1.3g/kg/d 和 0.65g/kg/d 剂量，经给药 3.0 个月、6.0 个月、9.0 个月（停药检查）和恢复期结束（停药 4 周）大体观察及组织病理学检查，四期大体检查，除少量犬出现无剂量相关的膀胱充血、水肿和膀胱壁增厚外，其他均未见明显异常变化；病理组织学检查主要表现为雄性犬以间质炎性浸润为主的膀胱炎、前列腺炎和局灶性肾炎，其变化无剂量相关性，并对照组犬也出现类似情况，未出现组织实质性病变，综合考虑为动物自发性病变，而与受试物无关。

其他指标：未发现心电图、尿、眼部和脏器重量和系数实验组和对照组有明显差异。

【实验结论】

经给药 1.5 个月、3.0 个月、4.5 个月、6.0 个月、7.5 个月、9.0 个月（停药次日）和恢复期结束（停药 4 周），对一般反应、血液学、血液生化学、尿、眼科、心电图、脏器重量和系数以及病理组织学等指标检查，均未出现明显影响。

2. 大鼠经口给予云南白药 6 个月毒性实验[9]

【实验方法】

120 只 SD 大鼠，雌雄各半，随机分为 4 组，高剂量、中剂量、低剂量组分别给予 4g/kg、1.4g/kg、0.5g/kg 的云南白药，相当于人使用最大剂量的 120 倍、42 倍、15 倍。每天给药 1 次，每周给药 6 天（周日停药），每天上午同一时间给药。给药期限为连续给药 182 天。

每天上午进行一般观察和记录，如动物出现严重毒副反应可能面临濒死（或死亡）的情况，则要求下午也行观察。死亡动物作大体观察和组织病理学检查。每周分别称摄食量、饮水量和大鼠体重 1 次。对大鼠进行一般观察如摄食、体重等，并进行血液学、血液生化学和病理组织学检查。给药结束后，再连续观察 4 周。

【实验结果】

一般反应：SD 大鼠连续 6 个月，分别经口给予云南白药 4.0g/kg/d、1.4g/kg/d 和 0.5g/kg/d 剂量，实验期间各剂量组的体重无任何影响，实验组雄性大鼠摄食有减少现象，饮水无明显影响。给药结束后恢复正常。

血液学：对红细胞（RBC）、白细胞（WBC）、血红素（HGB）、血小板（PLT）、红细胞压积（HCT）、红细胞平均体积（MCV）、平均血红蛋白（MCH）、平均血红蛋白浓度（MCHC）、平均血小板体积（MPV）、红细胞分布宽度（RDW）、中性粒细胞数（NEUT）、淋巴细胞数（LYMPH）、单核细胞数（MONO）、嗜酸性细胞数（EOS）、嗜碱性细胞数（BASO）、网织红细胞数（RETIC）等指标进行观察，未发现实验组小鼠血液学指标和阴性对照组有明显差异。

生化学：测定大鼠体内天门冬氨酸转氨酶（AST）、丙氨酸转氨酶（ALT）、碱性磷酸酶（ALP）、肌酸磷酸激酶（CK）、尿素氮（BUN）、肌酐（Crea）、总蛋白（T. P）、白蛋白（ALB）、血糖（GLU）、总胆红素（T. BIL）、总胆固醇（T. CHO）、总甘油三酯（TG）等指标，和阴性对照组相比，未见明显影响。

大体观察及病理组织学检查：各剂量组和对照组大鼠各脏器组织均无明显与剂量相关的实质性病理学异常变化。检查中个别大鼠出现的心、肝、肾、肺、甲状腺等脏器病变以间质炎性浸润病变为主，程度轻微、范围局限且无剂量相关性，考虑为大鼠的自发性病变，与用药与否无关。在本实验剂量条件下，连续6个月经口给予云南白药对大鼠组织脏器未见明显影响。

【实验结论】

在本实验剂量条件下，SD大鼠连续6个月经口给予云南白药，高剂量、中剂量、低剂量组相当于人使用最大剂量的120倍、42倍、15倍。大鼠的血液学指标、生化学指标、脏器重量与系数及组织脏器病理组织学检查，均未见影响。说明云南白药的安全性较好。

二、云南白药气雾剂长期毒性实验[5]

【实验方法】

成年健康兔 30 只，雌雄各半，体重 2.33kg±0.24kg，随机分成 5 组，每组 6 只：Ⅰ组：空白对照组；Ⅱ组：完整皮肤低剂量组；Ⅲ组：完整皮肤高剂量组；Ⅳ组：破损皮肤低剂量组；Ⅴ组：破损皮肤高剂量组。试药为云南白药气雾剂，药物浓度分别为 11.44%（临床应用剂量）及 45.76%。

实验前 24 小时将家兔背部脊柱两侧去毛，每块面积约 80cm^2，将一侧作为完整的皮肤喷涂本药液，另一侧作为破损皮肤给药，破损皮肤的制作采用铁砂纸造成局部破伤，渗血后喷本药液。喷药剂量为 2mL/kg，每天喷药 1 次，称重 1 次。喷药后 16 小时，用常水洗去残留药液，连续 18 天，每天观察大白兔行为、活动、饮食、粪便、皮肤毛色情况和皮肤反应。

18 天后，取血测定药后血液学指标、血液生化指标。对处死的大白兔进行系统尸解，剖解后取出心、脾、肝、肾、肺、甲状腺、肾上腺、睾丸、前列腺（或卵巢、子宫）及脑，称重，并进行病理组织学检查。

【实验结果】

实验表明：在 18 天内对大白兔体重增长没有明显的影响，家兔饮食活动正常，皮毛光润，未见粪便异常。仅高剂量组表皮有轻微干燥，个别家兔皮肤表面勉强可见红斑；检验各给药组的脏器系数与对照组无明显差异；红细胞、淋巴细胞、白细胞、血小板、白细胞分类、凝血时间与对照组无明显差异；AST、ALT、ALP、BUN、TP、ALB、GLU、T-BIL、CREA、T-CHO 均无显著改变（$P>0.05$），与对照组无明显差异；各脏器病组织学检查结果表明各给药组与对照组无明显差异。

73

三、云南白药痔疮膏长期毒性实验[7]

【实验方法】

SD 大鼠 80 只，体重 121.0g±13.6g，雌雄各半，随机分为 4 组，每组 20 只，雌雄各半，观察大鼠长期使用云南白药痔疮膏所产生的毒性反应及其程度，以确定临床用药的安全性。

给药前观察 1 周，各组动物活动、进食粪便等情况均无异常，然后开始给药。①小剂量组：按 1g/kg/d 给药，约为人用量的 32 倍；②中剂量组：按 2g/kg/d 给药，约为人用量的 64 倍；③大剂量组按 3g/kg/d 给药，约为人用量的 96 倍；④对照组：给予同体积的空白基质。各组动物均从肛门给药，每天 1 次，连续 1 个月，于药前、药中、药后分别称体重 3 次，并观察动物活动、皮毛、粪便情况；用药结束后，采血检查血液生化指标：AST、ALT、ALP、BUN、TP、ALB、GLU、T－BIL、Crea、T－CHO。检查血液学指标：红细胞计数、血红蛋白、白细胞计数、白细胞分类、血小板计数、凝血时间测定。系统尸解，解剖后取出心、肝、脾、肺、肾、肾上腺、甲状腺、睾丸、卵巢、子宫、前列腺等脏器称重，计算出每 100g 脏器指数，以上脏器及胃和胸腺、直肠、肛门进行组织学检查；高剂量组和对照组标本全部做病理切片检查，中剂量组和低剂量组标本取材保存。

【实验结果】

实验结果表明：① 给药组及对照组大鼠在给药期间内均活动正常，行为活泼，皮毛光润，未见粪便异常，且无一死亡，体重增长情况基本一致；② 4 组动物的血常规、血液生化检验结果未见显著性差异；③ 4 组动物的 12 种脏器外观正常，病理解剖学及病理组织学检查均未见特殊的病理学改变。

【实验结论】

云南白药痔疮膏按 1g/kg/d、2g/kg/d、3g/kg/d，连续给药

1 个月，未见动物出现外观、体重、血象、血液生化指标及 12 种脏器组织的变化。

第四节 云南白药皮肤刺激性实验研究

一、云南白药酊皮肤刺激性反应[3]

【实验方法】

成年健康家兔 6 只，雌雄各半，体重 2.4kg 左右，实验前 24 小时将家兔背部脊柱两侧去毛各 2 块，共 4 块，每块面积约 50cm^2。将左侧的 2 块以完整的皮肤分别涂上 1 倍和 3 倍浓度的白药酊 1mL，将右侧的 2 块以完整的皮肤涂上 60% 的乙醇溶液作为对照。涂药 24 小时后，用温水清洗受试物及赋形剂，观察局部皮肤的红斑和水肿反应，再连续涂药 7 天，同样观察 24 小时、72 小时的皮肤反应。然后制作破损皮肤给药，采用铁砂纸造成局部破伤，以轻度渗血为度，涂药方法及观察方法与完整皮肤相同。按《中药新药研究指南》皮肤刺激性反应评分标准评分，计算刺激分值，判定刺激强度。停药 1 周后，将兔处死，切取涂药部位皮肤做病理组织学检查。

【实验结果】

实验结果表明白药酊在浓度分别为 1 倍和 3 倍浓度外用时，对完整的皮肤和破损皮肤家兔的平均反应值 <0.5，说明云南白药酊和赋形剂对完整的皮肤和破损皮肤无刺激性，病理组织学检查结果表明各组皮肤组织均正常。

二、云南白药膏皮肤刺激性反应[10]

【实验方法】

成年健康家兔 6 只，雌雄各半，体重 2.4kg 左右，实验前 24

75

小时，将家兔背部脊柱两侧用8%的硫化钠水溶液去毛各2块，共4块，每块面积约50cm²。将左侧的2块以完整的皮肤分别涂上浓度为23%和46%的云南白药膏提取液1mL，将右侧的2块以完整的皮肤涂上蒸馏水作为对照。涂药24小时后，用温水清洗受试物，观察局部皮肤的红斑和水肿反应，再连续涂药7天，同样观察24小时、72小时的皮肤反应。然后在脱毛部位制作破损皮肤给药，采用铁砂纸造成局部破伤，以轻度渗血为度，涂药方法及观察方法同完整皮肤相同。按《中药新药研究指南》皮肤刺激性反应评分标准评分，计算刺激分值，判定刺激强度。停药1周后，将兔处死，切取涂药部位皮肤做病理组织学检查。

【实验结果】

实验结果表明，云南白药膏提取液在浓度分别为23%和46%外用时，对完整的皮肤和破损皮肤家兔的平均反应值<0.5，说明云南白药膏提取液对完整的皮肤和破损皮肤无刺激性，病理组织学检查结果表明各组皮肤组织均正常。

76

三、云南白药创可贴皮肤刺激性反应[4]

【实验方法】

成年健康家兔12只，雌雄各半，体重2~2.5kg，实验前24小时将家兔背部脊柱两侧去毛各2块，共4块，每块面积约40cm²。将左侧的2块以完整的皮肤分别直接贴上含云南白药浸膏≥23mg/片及≥8mg/片的云南白药创可贴各1片，将右侧的2块以完整的皮肤贴上不含药的创可贴作为对照。涂药24小时后，用温水清洗受试物及赋形剂，观察局部皮肤的红斑和水肿反应，再连续涂药7天，同样观察24小时、72小时的皮肤反应。然后制作破损皮肤给药，破损皮肤的制作采用手术刀将去毛皮肤消毒划破，以轻度渗血为度。给药方法及观察方法与完整皮肤相同。按《中药新药研究指南》皮肤刺激性反应评分标准评分，计算刺激分值，判定刺激强度。

【实验结果】

实验结果表明，创可贴含云南白药浸膏≥23mg/片的高剂量组及含云南白药浸膏≥8mg/片的低剂量组外用时，对完整的皮肤和破损皮肤家兔的平均反应值均为0，说明云南白药酊和赋形剂对完整的皮肤和破损皮肤无刺激性。

四、云南白药气雾剂皮肤刺激性反应[5]

【实验方法】

成年健康家兔12只，雌雄各半，体重2～3kg，随机分成4组，每组3只，实验前24小时将家兔背部脊柱两侧去毛各1块，每块面积约10cm×14cm。对照组涂上90%的乙醇溶液作为对照，1次将完整的皮肤分别喷上浓度为8.06%和20%的云南白药气雾剂约2mL；低剂量组喷低浓度气雾剂1次，中剂量组喷高浓度气雾剂1次，高剂量组喷高浓度气雾剂2次。给药后1小时、24小时、48小时、72小时，至第14天，观察局部皮肤的红斑和水肿反应。然后制作破损皮肤给药，采用铁砂纸造成局部破伤，以轻度渗血为度，涂药方法及观察方法与完整皮肤相同。按《中药新药研究指南》皮肤刺激性反应评分标准评分，计算刺激分值，判定刺激强度。停药1周后，将兔处死，切取涂药部位皮肤做病理组织学检查。

【实验结果】

实验结果表明云南白药气雾剂在外部使用时，对完整的皮肤和破损皮肤家兔的平均反应值为0，说明云南白药气雾剂对完整的皮肤和破损皮肤无刺激性，病理组织学检查结果表明各组皮肤组织均正常，除高剂量、中剂量组真皮中度、轻度炎性细胞较对照组明显外，其余均无明显差异。

五、云南白药保险液（气雾剂）皮肤刺激性反应[6]

【实验方法】

成年健康日本大耳白兔 20 只，雌雄各半，体重 2.28kg±0.17kg，随机分成 5 组，每组 4 只：Ⅰ组：空白对照组；Ⅱ组：完整皮肤低剂量组；Ⅲ组：完整皮肤低剂量组；Ⅳ组：破损皮肤高剂量组；Ⅴ组：破损皮肤高剂量组。实验前 24 小时将家兔背部脊柱两侧去毛各 1 块，每块面积约 150cm²。将左侧的皮肤涂上云南白药保险液（气雾剂）乙醇液，低剂量组（0.5mL/kg），高剂量组（1.5mL/kg）；右侧的皮肤涂上 90% 的乙醇溶液作为对照。涂药 24 小时后，用温水清洗受试物及赋形剂，给药后 1 小时、24 小时、48 小时、72 小时，至第 7 天，观察局部皮肤的红斑和水肿反应。制作破损皮肤，采用注射针头划破皮肤造成局部破伤，以轻度渗血为度，涂药方法及观察方法与完整皮肤相同。按《中药新药研究指南》皮肤刺激性反应评分标准评分，计算刺激分值，判定刺激强度。停药 1 周后，将兔处死，切取涂药部位皮肤用 4% 甲醛溶液固定做病理组织学检查。

【实验结果】

实验结果表明：云南白药保险液（气雾剂）乙醇液按 0.5mL/kg、1.5mL/kg 涂于家兔完整的皮肤和破损皮肤，给药后各组皮肤均有轻度刺激，赋形剂组有个别家兔皮肤红肿，皮肤刺激可能与脱毛剂对皮肤的刺激作用有关，48 小时后各组家兔皮肤逐渐恢复正常，基本无刺激性，且完整皮肤组较破损组恢复较好。病理组织学检查结果表明：各组家兔表皮有轻度脱落，表皮皮下有水肿，有少量淋巴细胞浸润，但各组家兔皮肤均完全修复，说明云南白药保险液（气雾剂）乙醇液对皮肤无刺激性。

六、云南白药痔疮膏皮肤刺激实验[7]

【实验方法】

健康家兔 12 只，雌雄各半，体重 2.5 ~ 3.0kg，给受试物前 24 小时将家兔背部两侧毛脱掉，去毛范围每侧约 50cm²。随机分为 4 组，每组 3 只。A 组家兔进行完整皮肤 1 次给受试物刺激性，B 组进行破损皮肤 1 次给受试物的刺激性实验，C 组进行完整皮肤多次给受试物刺激性，D 组进行破损皮肤多次给受试物的刺激性实验。实验前进行皮肤破损，采用灭菌针头划"#"形破口，横竖长各约 1cm，以划破表皮而不出血为度。

将云南白药痔疮膏和空白对照组在 40℃ 水浴中溶化后，将云南白药痔疮膏均匀涂在家兔左侧完整皮肤或破损皮肤脱毛区，右侧涂 1.0g 基质，并用油布及纱布覆盖，再用胶布固定，持续 24 小时后去掉覆盖物，并用温水擦洗净残留受试物，然后于 1 小时、24 小时、48 小时、72 小时分别观察受试皮肤情况。

多次给受试物刺激性实验：每天将云南白药痔疮膏涂抹 1 次，其余均与 1 次给受试物的方法和要求一样。

79

【实验结果】

结论：本实验证实，无论是 1 次还是多次给受试物，云南白药痔疮膏对动物完整皮肤或破损皮肤均无刺激性。

第五节　云南白药皮肤过敏性实验研究

一、云南白药酊皮肤过敏性反应[3]

【实验方法】

豚鼠 30 只，雌雄各半，体重 206g 左右，随机分成 3 组，每组 10 只：分为对照组（用 95% 的乙醇配成的 60% 的乙醇溶液）、云南白药酊组（3 倍浓度的产品）和阳性对照组（1%2，4-二硝基氯代苯）。实验前 24 小时将豚鼠背部脊柱两侧剪去毛各 1 块，每块面积约 3cm^2。按皮肤涂抹法给药，致敏接触，各给药组分别以 0.2mL 药液涂于去毛区，豚鼠雌雄分笼饲养，实验第 7 天和第 14 天以同样的给药方法重复 1 次，共计 3 次。第 28 天激发给药，将云南白药酊和 60% 乙醇 0.2mL 涂于豚鼠背部右侧去毛区，阳性对照组用 0.1%2，4-二硝基氯代苯，6 小时后去掉受试物，即刻观察，然后于 24 小时、48 小时、72 小时多次观察皮肤过敏反应情况，按《中药新药研究指南》皮肤过敏性反应评分标准评分，将皮肤的红斑、水肿或全身过敏反应的豚鼠例数，除以豚鼠总数，即得致敏率，然后判定受试物的致敏程度。

【实验结果】

实验结果表明：阳性对照组豚鼠皮肤受试区自激发 6 小时后有重度红斑出现，并有轻度水肿，致敏率为 70%。对照组及云南白药酊组豚鼠皮肤受试区自激发 6 ~ 48 小时未出现红斑及水肿，说明云南白药酊外用不产生致敏作用。

二、云南白药膏皮肤过敏性反应[10]

【实验方法】

豚鼠 30 只，雌雄各半，体重 206g 左右，随机分成 3 组，每组 10 只：分为对照组（蒸馏水）、云南白药膏组（46% 云南白药膏提取液）和阳性对照组（1%2，4-二硝基氯代苯）。实验前 24 小时将豚鼠背部脊柱两侧剪去毛各 1 块，每块面积约 3cm^2。按皮肤涂抹法给药，致敏接触，各给药组分别以 0.2mL 药液涂于去毛区，豚鼠雌雄分笼饲养，实验第 7 天和第 14 天以同样的给药方法重复 1 次，共计 3 次。第 28 天激发给药，将 46% 云南白药膏提取液涂于豚鼠背部右侧去毛区，阳性对照组用 0.1%2，4-二硝基氯代苯，6 小时后去掉受试物，即刻观察，然后于 24

小时、48 小时、72 小时多次观察皮肤过敏反应情况，按《中药新药研究指南》皮肤过敏性反应评分标准评分，将皮肤的红斑、水肿或全身过敏反应的豚鼠例数，除以豚鼠总数，即得致敏率，然后判定受试物的致敏程度。

【实验结果】

实验结果表明：阳性对照组豚鼠皮肤受试区自激发 6 小时后有重度红斑出现，并有轻度水肿，致敏率为 70% 。对照组及云南白药膏组豚鼠皮肤受试区自激发 6～48 小时未出现红斑及水肿，两组刺激反应平均值均为 0，说明云南白药膏外用不产生致敏作用。

三、云南白药创可贴皮肤过敏性反应[4]

【实验方法】

豚鼠 24 只，雌雄各半，体重 250～300g，随机分成 3 组，每组 8 只：分为对照组（丙酮）、云南白药创可贴组（含云南白药浸膏 0.05g/mL）和阳性对照组（1% 2，4-二硝基氯代苯）。实验前 24 小时将豚鼠背部脊柱两侧剪去毛各 1 块，每块面积约 3cm×3cm。按皮肤涂抹法给药，致敏接触，各给药组分别以 0.2mL 药液涂于去毛区，豚鼠雌雄分笼饲养，实验第 7 天和第 14 天以同样的给药方法重复 1 次，共计 3 次。第 28 天激发给药，将受试物 0.2mL 涂于豚鼠背部右侧去毛区，阳性对照用 0.1% 2，4-二硝基氯代苯，6 小时后去掉受试物，即刻观察，然后于 24 小时、48 小时、72 小时多次观察皮肤过敏反应情况，按《中药新药研究指南》皮肤过敏性反应评分标准评分，将皮肤的红斑、水肿或全身过敏反应的豚鼠例数，除以豚鼠总数，即得致敏率，然后判定受试物的致敏程度。

【实验结果】

实验结果表明：阳性对照组豚鼠皮肤致敏率为 100% ，对照组及云南白药创可贴组豚鼠皮肤致敏率均为 0，说明云南白药创可贴对皮肤无致敏作用。

四、云南白药痔疮膏过敏实验[7]

【实验方法】

健康白色豚鼠 30 只，雌雄各半，体重 250～300g，给受试物前 24 小时将豚鼠背部两侧毛脱掉，去毛范围每侧约 3cm×3cm。将豚鼠随机分为 3 组，每组 10 只，雌雄各半。分别设实验组（云南白药痔疮膏）、空白组（基质），阳性组（1%2，4-二硝基氯代苯）。于末次给受试物致敏后 14 天，取供试品 0.2g 涂于豚鼠背部右侧脱毛区，6 小时后去掉受试物，即刻观察，然后于 24 小时、48 小时、72 小时再次观察皮肤过敏反应情况，按《中药新药研究指南》皮肤过敏性反应评分标准评分，将皮肤的红斑、水肿或全身过敏反应的豚鼠例数，除以豚鼠总数，即得致敏率，然后判定受试物的致敏程度（空白对照与阳性对照方法均同受试组）。

在去除受试物后，一直观察到 72 小时，空白组、实验组的豚鼠均无过敏现象出现，两组均为 0，而阳性组豚鼠致敏率为 100%，表明云南白药痔疮膏、基质对豚鼠皮肤无致敏性，而 1%2，4-二硝基氯苯对皮肤具有明显致敏性。

【实验结果】

本实验结果证实，云南白药痔疮膏对皮肤无致敏作用。

第六节　云南白药的生殖毒性实验研究

一、大鼠经口给予云南白药，对其生育力与早期胚胎发育的毒性实验[11]

实验深入探索了云南白药在动物生育力和早期胚胎发育上的

影响，具体过程和结果如下：

【实验方法】

采用 SD 大鼠，200 只，雌雄各半；高剂量、中剂量、低剂量组分别给予云南白药 4g/kg、1.4g/kg、0.5g/kg，相当于人使用最大剂量的 120 倍、42 倍、15 倍。雄鼠：合笼前 4 周开始，并持续整个交配期直至被处死；雌鼠：合笼前 2 周开始至胚胎着床（孕 6 天）。连续给药，每天给药 1 次。

在给药过程中观察大鼠的一般反应，如行为活动、精神状况、流涎、尿、粪等，受孕后雌鼠尤其重点观察给药后阴道有无出血等，雄鼠在交配成功后处死，雌鼠于孕 15 天处死，并对其脏器、生殖器官和胚胎进行观察。

【实验结果】

1. 大鼠一般反应

给药期间引发高剂量组雌、雄大鼠给药后流涎、活动减少、精神欠佳、闭眼，部分动物打嗝、打喷嚏、挠嘴巴、呼吸音加粗等毒副反应，持续约 0.5～1 小时，后基本恢复正常；中剂量组仅个别大鼠出现流涎、打喷嚏、挠嘴巴；低剂量组大鼠无明显毒副反应，与阴性对照（空白）相似。各组均未引起大鼠死亡。

2. 大鼠脏器剖检大体观察及病理组织学检查

实验结束后所有实验大鼠经解剖大体观察的检查，所有大鼠各脏器均未见肉眼可见异常，故未进行病理组织学检查。

3. 对雌、雄大鼠生育力及生殖系统脏器重量、脏器系数的影响

对雌雄大鼠生育力、生殖系统脏器无明显影响。各剂量组交配率、妊娠率和交配成功天数，与阴性对照组均无显著性差异（$P>0.05$）。对雌雄大鼠生殖器官脏器重量、脏器系数的影响仅表现为高剂量组睾丸系数、附睾系数、前列腺系数，中、低剂量组附睾系数高于阴性对照组（$P<0.05$ 或 $P<0.01$），而其余各组大鼠各生殖器官重量和脏器系数均与阴性对照组无显著性差异

（P>0.05）。上述脏器系数有异常的生殖脏器，其重量无异常，且其大体观察、解剖检查也均未见明显异常，故脏器系数的增加可能主要与体重有关，而无明显的生物学意义。

4. 对大鼠胚胎形成的影响

对子代胚胎形成均无明显影响。各组的子宫连胎重、黄体数、着床数、着床前丢失数（率）、活胎数（率）、死胎数（率）、吸收胎数（率）等各项指标，均与阴性对照组无显著差异（P>0.05）。

【实验结论】

以上实验结果显示，雌性大鼠于合笼前 2 周至孕 6 天（d6）、雄性大鼠于合笼前 4 周至交配成功分别连续经口给予云南白药 4.0g/kg/d、1.4g/kg/d 和 0.5g/kg/d 剂量，相当于人使用最大剂量的 120 倍、42 倍和 15 倍，对生育力、生殖系统脏器重量和系数以及给药雌雄大鼠交配所得子代的胚胎形成和早期发育均无明显影响。

二、大鼠经口给予云南白药，对胚胎—胎仔发育的毒性实验

通过上面的实验已经证实了云南白药不会影响动物的生育力、生殖系统，对子代的胚胎形成和早期发育均无影响，本次实验将针对白药对大鼠胚胎发育的影响做进一步的探讨。具体过程如下：

【实验方法】

选择 SD 大鼠 200 只，雌雄各半，大鼠经检疫合格后，按雌雄 1∶1 进行合笼，次日上午作大鼠阴道检查，以发现阴栓者确定为检出受孕（受精），检查当日定为妊娠第 0 天（记作孕 d0，以下同）。

高剂量、中剂量、低剂量组分别给予云南白药 4g/kg、1.4g/kg、0.5g/kg 云南白药，相当于人使用最大剂量的 120 倍、

42倍和15倍，各组大鼠于孕d6至孕d15，每天同一时间（一般上午）给药一次，连续10天。

给药过程中对大鼠进行一般观察，尤其重点观察给药后阴道有无出血。并在给药结束后对动物脏器、胚胎进行观察。

【实验结果】

1. 母体剖检大体观察的检查

实验结束后，所有实验大鼠经解剖检查、各脏器大体观察的检查，均未见肉眼可见的异常。

2. 对大鼠胚胎形成和胎鼠生长发育的影响

各组对其他胚胎形成及胎鼠生长发育指标未见影响。具体表现为：各剂量组子宫连胎重、胎盘总重、妊娠率、黄体数、着床数、着床前丢失数（率）、活胎数（率）、死胎数（率）、吸收胎数（率）、胎鼠性别比、身长、尾长等各项指标均与阴性对照组无显著差异（$P > 0.05$）。各组胎盘外观也均与阴性对照组相似。

3. 其他指标的影响

对胎鼠外观形态、内脏发育、骨骼发育均无明显影响。对胎鼠内脏发育的影响。

【实验结论】

实验结果显示，SD大鼠于孕d6～d15，连续10天分别经口给予云南白药4g/kg/d、1.4g/kg/d、0.5g/kg/d剂量，相当于人使用最大剂量的120倍、42倍、15倍。对胚胎形成、胎鼠外观形态、内脏发育和骨骼发育均无明显生物学影响，未见其他明显胚胎、胎仔发育毒性，无明显致畸作用。

第七节　云南白药的染色体毒性实验研究

一、云南白药小鼠微核试验

微核，也叫卫星核，是染色体畸变在间期细胞中的一种表现形式。微核测试已广泛用于辐射损伤、辐射防护、化学诱变剂、新药实验、食品添加剂的安全评价，以及染色体遗传疾病和癌症前期诊断等各个领域。该方法在敏感性、特异性和准确性方面都较高，是目前国际上公认的评价染色体损伤的手段。研究从小鼠微核试验着手，对云南白药的致染色体变异方面进行了较为深入的探索：

【实验方法】

选用雄性 ICR 小鼠作为实验动物，环磷酰胺为阳性品，蒸馏水为阴性对照开展研究。实验组高剂量、中剂量、低剂量组分别给予 21.36g/kg、10.68g/kg、5.34g/kg 的云南白药经口灌胃，环磷酰胺（CP）50mg/kg 为常用阳性剂量腹腔注射给药。末次给药 24 小时后，处死动物，取股骨中的骨髓液，用甲醛固定，并于镜下观察。

【实验结果】

对雄性 ICR 小鼠，分别经口给予云南白药 21.36g/kg、10.68g/kg 和 5.34g/kg 剂量，各剂量组微核率分别为 2.00‰±0.89‰、2.25‰±0.76‰ 和 3.83‰±1.37‰，阴性对照组（蒸馏水，80mL/kg）的微核率为 3.08‰±0.86‰，阳性对照组（环磷酰胺，50mg/kg）的微核率为 46.42‰±10.24‰。各剂量组的微核率与阴性对照组比较，均无显著性差异（$P>0.05$），而阳性对照组的微核率显著高于阴性对照组（$P<0.01$）。

【实验结论】

云南白药对小鼠骨髓嗜多染红细胞未见诱发微核作用，结果为阴性，说明云南白药不会对细胞染色体遗传造成损伤。

二、云南白药中国仓鼠肺成纤维细胞（CHL）染色体畸变实验

研究以体外哺乳动物细胞染色体畸变为检测终点，观察云南白药对中国仓鼠肺成纤维细胞（CHL）染色体有无畸变诱发作用，具体方法如下：

【实验方法】

云南白药各组浓度分别为 $70\mu g/mL$、$35\mu g/mL$、$17.5\mu g/mL$、$8.75\mu g/mL$，非活化阳性对照组丝裂霉素 C（MMC）为 $0.1\mu g/mL$，活化阳性对照组环磷酰胺（CP）浓度为 $40\mu g/mL$，阴性对照组为 0.9% NaCl 注射液 $0.1mL$/孔。

96 孔板接种 CHL 细胞 5000 个/孔，24 小时后加入倍比稀释的云南白药，用 MTT 法检测各孔的活细胞数，算出云南白药对 CHL 细胞的 IC_{50}。再选用无菌 6 孔培养板进行细胞培养，CO_2 培养箱中 37℃培养 24～48 小时，分别进行非代谢活化实验（-S9）和代谢活化实验（+S9）。再将培养的 CHL 受试细胞经过固定、染色。染色后在显微镜下观察。

【实验结果】

1. 云南白药 CHL 细胞染色体畸变实验结果

云南白药分别采用 $70\mu g/mL$、$35\mu g/mL$、$17.5\mu g/mL$ 和 $8.75\mu g/mL$ 剂量，使用后得知对中国仓鼠肺成纤维细胞（CHL）染色体无明显畸变作用。在作用 6 小时和 24 小时（约 1.5 个细胞周期）非代谢活化（-S9mix）条件下以及作用 6 小时代谢活化（+S9mix）条件下，各剂量的中期相染色体结构畸变率均 $<5\%$，与阴性对照组（0.9% NaCl 注射液）的染色体畸变率

87

（<5%）无显著性差异（$P>0.05$）。

2. 云南白药 CHL 细胞染色体畸变实验中阳性对照结果

代谢活化条件下阳性对照环磷酰胺（CP，40μg/mL）组和非代谢活化条件下阳性对照丝裂霉素 C（MMC，0.1μg/mL）组染色体结构畸变率均>20%，明显高于阴性对照组（$P<0.01$），显示强阳性。该结果表明本测试系统符合测试要求、稳定可靠。

【实验结论】

通过对哺乳动物细胞染色体畸变的研究发现，云南白药对中国仓鼠肺成纤维细胞（CHL）染色体畸变诱发作用为阴性，说明云南白药不具有染色体遗传毒性。

三、云南白药微生物回复突变（Ames）实验

实验利用鼠伤寒沙门氏菌组氨酸缺陷型回变原理，以体外原核细胞基因突变为检测终点，检测云南白药的致突变作用，对云南白药的遗传毒性安全性进行评价。

【实验方法】

云南白药的剂量分别为 4400μg/皿、440μg/皿、44μg/皿、4.4μg/皿、0.44μg/皿；选用敌克松、叠氮钠为非活化阳性对照组，二氨基芴为活化阳性对照组，0.9% NaCl 注射液为阴性对照组。用标准 Ames 法，采用平板掺入实验，分别进行非活化平板掺入实验和活化平板掺入实验。

【实验结果】

云南白药分别采用 4400μg/皿、440μg/皿、44μg/皿、4.4μg/皿和 0.44μg/皿剂量，重复两次实验，在非活化（-S9）和活化（+S9）代谢条件下，检测各剂量对 TA97、TA98、TA100、TA102 和 TA1535 菌株回复突变情况。结果显示：在第一次实验-S9 和+S9 条件下，虽个别组别菌株菌落数出现无规律地轻微差异（与阴性对照比较，$P<0.05$），但均未在第二次实

验中得以重复验证；其余各组各条件下菌落数均与阴性对照组相似（$P>0.05$）。结果说明云南白药 5 个剂量组对 5 个菌株的致突变结果均为阴性。

而非活化条件下阳性对照品 Dexon 对 TA97、TA98 和 TA102 菌株，阳性对照品 NaN3 对 TA100 和 TA1535 菌株，以及活化条件下阳性对照品 2-AF 对 TA97、TA98 和 TA100 菌株，阳性对照品 CP 对 TA1535 菌株的回变菌落数，在两次实验中均显著高于阴性对照组（$P<0.01$）两倍以上，结果均为阳性（2-AF 对 TA102 菌株不敏感除外），表明本测试系统符合测试要求，稳定可靠。

【实验结论】

以上回变菌落数结果显示，云南白药对 TA97、TA98、TA100、TA102 和 TA1535 菌株均未见诱发基因回复突变作用，Ames 实验结果为阴性，说明云南白药不具有遗传毒性。

讨　　论

云南白药安全性较高，急性毒性实验，一日内给予大鼠相当于人临床最大剂量的 427 倍，未见明显的毒副作用。

通过一般药理学研究，发现给予小鼠人临床最大剂量 144 倍、36 倍、9 倍的云南白药对小鼠一般行为无明显影响，给 Beagle 犬相当于人临床最大剂量 48 倍、16 倍、6 倍的药量，对其心血管、呼吸系统及体温均无明显影响。

Beagle 犬长期毒性实验表明在大剂量（人临床最大剂量的 78 倍、39 倍和 19 倍）长期（9 个月）服用云南白药，对其外观体征、体温、摄食、血液学、血液生化学、心电图、尿液分析、眼科等进行观察以及病理组织学检查，均未发现和对照组有明显差异以及出现不可逆的毒副作用。大鼠长期毒性实验也表明，在大剂量（人临床最大剂量的 120 倍、42 倍、15 倍）长期（6 个月）使用时，大鼠的血液学指标、生化学指标、脏器重量及系数及组织脏器病理组织学检查，和对照组相比，均未见明显影响。

云南白药生殖毒性实验表明，大鼠服用大剂量（人临床最大剂量的 120 倍、42 倍、15 倍）云南白药对雌雄大鼠的生殖系统和胚胎-胎仔的发育均无明显影响，说明云南白药的生殖毒性很低。并通过小鼠微核试验、仓鼠肺成纤维细胞（CHL）染色体畸变实验、微生物回复突变（Ames）实验充分证明了云南白药不具有染色体毒性。

从上述实验可以看出，云南白药粉（胶囊）的安全性是非常高的，因此，以云南白药为主要成分的其他衍生产品，毒性也较低：

（1）云南白药酊毒性安全度实验显示，云南白药酊对小白鼠的最大耐受量，为人最大剂量的 200 ~ 500 倍。

（2）经皮肤给药的各制剂的急性、毒性实验结果表明，经皮肤给药的各制剂在外用时，均无任何毒性反应。对实验动物的完整皮肤及破损皮肤无明显刺激作用，也无致敏作用，因此，临床使用安全可靠。

综上所述，云南白药及其系列产品毒副作用均很低，在说明书推荐的剂量内可以放心使用，但因急症需要超量服用云南白药粉时，必须有医生的监控，应注意控制服用的时间。不提倡长时间大剂量服用，以免对患者造成意外的损害。

❋ 参考文献 ❋

[1] 云南白药大鼠急性毒性研究. 云南白药集团股份有限公司内部资料. 合作单位：浙江省医学科学院安全性评价研究中心-国家浙江新药安全评价重点实验室.

[2] 云南白药酊毒理学研究. 云南白药集团股份有限公司内部

资料.

[3] 云南白药创可贴毒理学研究.云南白药集团股份有限公司内部资料.

[4] 云南白药气雾剂毒理学研究.云南白药集团股份有限公司内部资料.

[5] 云南白药保险液（气雾剂）毒理学研究.云南白药集团股份有限公司内部资料.

[6] 云南白药痔疮膏毒理学研究.云南白药集团股份有限公司内部资料.

[7] 云南白药一般药理学研究.云南白药集团股份有限公司内部资料.合作单位：浙江省医学科学院安全性评价研究中心-国家浙江新药安全评价重点实验室.

[8] Beagle 犬经口给予云南白药9个月毒性实验研究.云南白药集团股份有限公司内部资料.合作单位：浙江省医学科学院安全性评价研究中心-国家浙江新药安全评价重点实验室.

[9] 云南白药大鼠6个月毒性实验研究.云南白药集团股份有限公司内部资料.合作单位：浙江省医学科学院安全性评价研究中心-国家浙江新药安全评价重点实验室.

[10] 云南白药膏毒理学研究.云南白药集团股份有限公司内部资料.

[11] 大鼠经口给予云南白药生育力与早期胚胎发育毒性实验研究.云南白药集团股份有限公司内部资料.合作单位：浙江省医学科学院安全性评价研究中心-国家浙江新药安全评价重点实验室.

[12] 大鼠经口给予云南白药胚胎—胎仔发育毒性实验研究.云南白药集团股份有限公司内部资料.合作单位：浙江省医学科学院安全性评价研究中心-国家浙江新药安全评价重点实验室.

[13] 云南白药小鼠微核试验研究．云南白药集团股份有限公司内部资料．合作单位：浙江省医学科学院安全性评价研究中心-国家浙江新药安全评价重点实验室．

[14] 云南白药中国仓鼠肺成纤维细胞染色体畸变实验研究．云南白药集团股份有限公司内部资料．合作单位：浙江省医学科学院安全性评价研究中心-国家浙江新药安全评价重点实验室．

[15] 云南白药微生物回复突变实验研究．云南白药集团股份有限公司内部资料．合作单位：浙江省医学科学院安全性评价研究中心-国家浙江新药安全评价重点实验室．

第五章 内科的应用

第一节 各种原因引起的咯血

咯血是指喉部、气管、支气管及肺实质出血，血液经咳嗽由口腔咯出的一种症状。是喉及喉部以下呼吸道或肺血管破裂，血液随咳嗽从口腔咯出。咯血可分痰中带血、少量咯血（每天咯血量少于100mL）、中等量咯血（每天咯血量100～500mL）和大咯血（每天咯血量达500mL以上）。痰中带血丝或小血块，多由于黏膜或病灶毛细血管渗透性增高，血液渗出所致；大咯血可由于呼吸道内小动脉瘤破裂，或因肺静脉高压时，支气管内静脉曲张破裂所导致。

云南白药止血作用显著，在临床上可用来治疗各种原因引起的咯血。

（1）王继霞[1]对46例支气管扩张咯血患者进行了治疗观察，其中大咯血16例，中量咯血12例，少量咯血18例，其中伴肺纤维化3例，伴肺气肿2例，伴糖尿病1例，伴高血压3例。

【治疗方法】

将46例患者随机分为两组，所有患者均采用综合治疗措施：卧床休息，镇静止咳，给予阿莫西林、环丙沙星等多种抗生素治疗，同时将酚妥拉明20mg加入5%葡萄糖注射液250mL中，静脉滴注，每天1次，白药组加服云南白药胶囊，1次2粒，每天4次。

【治疗结果】

云南白药组在总咯血量、咯血天数、住院天数上均明显少于对照组（$P<0.05$）；白药组总有效率为95.7%，对照组为87%（$P<0.05$）。

（2）游香华，邹扬丹等[2]选择了65例咯血患者，其中支气管扩张32例，肺部肿瘤26例，肺结核空洞7例；大咯血5例，中咯血27例，小咯血33例。

【治疗方法】

将患者随机分为两组，在对症治疗的同时，白药组给予云南白药胶囊0.5g，每天4次，合并大咯血时加用垂体后叶素10~16IU，加入250mL生理盐水中滴注，治疗1~3天；对照组给予垂体后叶素加止血敏（酚磺乙胺）。

【治疗结果】

白药组总有效率为94%；对照组总有效率为77%，两组相比具有显著性差异（$P<0.05$）。

（3）武晓，张春玲[3]将该院因肺结核、支气管扩张、肺癌、肺炎导致咯血的83例患者纳入了研究，其中大咯血者19例，中量咯血者34例，少量咯血者30例。

【治疗方法】

白药组给予前列地尔20μg，加入20mL生理盐水中，静脉泵入，每天1次，同时给予云南白药0.5g，每天3次。对照组采用垂体后叶素12U加入静脉滴注液，每天1次，联合维生素K_1 10mg，静脉滴注，每天1次。

【治疗结果】

云南白药组对于大量、中量、少量咯血的患者均能够显著地减少咯血量，止血的总有效率白药组为83.33%，对照组为57.14%。两者比较具有统计学意义（$P<0.05$）。

（4）裴学慧[4]对50例大咯血患者进行了治疗，其中肺结核

8例，支气管扩张11例，肺癌7例，肺脓肿11例，肺炎13例。

【治疗方法】

两组患者均绝对卧床，针对疾病常规治疗。白药组采用酚妥拉明20mg加5%葡萄糖注射液500mL，静脉滴注（滴速每分钟10~20滴），每天1次，连用3天，同时服用云南白药0.25g，每天4次口服；对照组用垂体后叶素10U，加5%葡萄糖注射液500mL，静脉滴注（滴速每分钟20~30滴），每天1次，连用3天。

治疗标准：显效：12小时内止血；有效：12~24小时内止血；无效：24小时后仍咯血，或24小时内咯血量大于400mL，或出现呼吸衰竭，无力咯血。

【治疗结果】

白药组显效20例，有效6例，总有效率为92.8%；对照组显效12例，有效7例，总有效率为86.3%。

（5）其他方法：郗崇利[5]将云南白药和酚妥拉明合用，来治疗支气管扩张咯血；王恩翠，赵和云等[6]用云南白药胶囊联合地塞米松、巴曲酶，治疗使用常规止血药物10天以上无效，或疗效不稳定而反复发作的顽固性咯血患者；谭加卿、李志华等[7]将立止血（巴曲酶）和云南白药用生理盐水混合，用超声雾化来治疗各种原因引起的咯血；刘丹彬，陈平等[8]将垂体后叶素和云南白药合用治疗各种原因引起的咯血；均取得了良好的治疗效果。

讨　　论

云南白药具有良好的止血作用，通过临床实践发现，其也能和多种西药配合使用，副作用低，可用于治疗各种原因引起的咯血，值得临床推广。

❈ 参考文献 ❈

[1] 王继霞 . 46 例支气管扩张咯血的药物治疗 [J] . 中国医疗前沿, 2012, 7 (3): 43.

[2] 游香华, 邹扬丹 . 云南白药胶囊治疗咯血 35 例 [J] . 现代中西医结合杂志, 2009, 18 (34): 4322.

[3] 武晓, 张春玲 . 前列地尔联合云南白药治疗咯血临床观察 [J] . 青岛医药卫生, 2011, 43 (4): 246~248.

[4] 裴学慧 . 酚妥拉明联合云南白药治疗大咯血 28 例观察 [J] . 现代医药卫生, 2009, 25 (7): 1057.

[5] 郗崇利 . 云南白药胶囊与酚妥拉明联合治疗支气管扩张咯血 33 例 [J] . 中医杂志, 2007, 48 (9): 788.

[6] 王恩翠, 赵和云 . 中西医结合治疗顽固性咯血临床分析 [J] . 中国民康医学, 2007, 19 (7): 539.

[7] 谭加卿, 李志华, 等 . 超声雾化吸入立止血及云南白药治疗咯血 46 例 [J] . 山东中医杂志, 2003, 22 (7): 423.

[8] 刘丹彬, 陈平 . 云南白药联合垂体后叶素治疗大咯血 66 例 [J] . 社区中医药, 2008, 22 (10): 128~129.

第二节 治疗肺结核出血及促进病灶吸收

结核病是由结核分枝杆菌复合群引起的慢性感染性疾病, 可累及全身多器官系统, 最常见的患病部位是肺脏, 占各器官结核病总数的 80%~90%。也可以累及肝、肾、脑、淋巴结等器官。主要的传播途径有呼吸道、消化道、皮肤和子宫, 但主要是通过呼吸道。

我国是全球 22 个结核病流行严重的国家之一, 同时也是全球27个耐多药结核病流行严重的国家之一。我国结核病患病人数居世界第二位，仅次于印度。结核病是我国重点控制的重大疾病之一。

咯血是肺结核常见症状，一般是痰中带血，随着病变的进展，侵蚀肺内小血管，会发生小量咯血，当累及大血管或支气管动脉破裂时，咯血量变大，甚至引起失血性休克或窒息。

云南白药止血作用显著，在临床上可用于肺结核止血。

一、单用云南白药治疗

张金福，韩琦，黑文明[1] 对63例肺结核出血患者进行了观察。

【治疗方法】

两组患者均服用异烟肼0.3g，利福平0.45g，乙胺丁醇0.75g，均于每天早晨空腹顿服，云南白药组口服云南白药胶囊，1次0.5g，每天4次，对照组口服安络血（卡巴克洛），1次10mg，每天3次。

疗效判断标准：临床控制：1周内未见活动性出血，2周内无再咯血；显效：1周内咯血基本控制，偶见痰中带血；有效：1周内出血量减少，但咯血尚未完全控制；无效：咯血经过治疗1周，出血无好转甚至加重。

【治疗结果】

云南白药组的总有效率为90%，对照组为59.38%，两组比较具有显著性差异（$P<0.01$）。

二、和西药合用

（1）张春霞，潘建新等[2] 对49例患者进行了临床观察治疗。

97

【治疗方法】

对照组用 10% 葡萄糖液 500mL，加止血芳酸（氨甲苯酸）1000mg，每天 1 次，静脉点滴；止血敏（酚磺乙胺）0.5g，每天 2 次，肌肉注射；安络血（卡巴克洛）5mg，每天 3 次口服。云南白药组口服云南白药胶囊，1 次 2 粒，每天 2 次，重症者 3 次；阿托品 0.6mg，每天 3 次，口服；重症者肌注 1mg 阿托品，或 5% 葡萄糖液 40mL 加 5～10mg 阿托品缓慢静脉注射，每 6 小时 1 次，3～7 天为 1 个疗程。

评定标准：治愈：咯血停止及临床自觉症状减轻；有效：咯血显著减少及临床自觉症状减轻；无效：咯血无改变或病情恶化。

【治疗结果】

云南白药组的总有效率为 97.2%；对照组总有效率为 84.4%，两组比较具有显著性差异（$P<0.01$）。

（2）陈文胜、张兴树[3]对 64 例中等咯血的肺结核患者进行了观察。

【治疗方法】

在常规抗结核治疗的基础上，云南白药组服用云南白药胶囊，1 次 2 粒，每天 4 次，妥塞敏 2.0g，加入 250mL 生理盐水中，静脉滴注，每天 1～2 次；对照组每天 10～20U（单位）垂体后叶素，加入 250mL 生理盐水中，静脉滴注。

观察项目及治疗标准：①肝功能、肾功能检测；②血常规、尿常规检测；③止血判断标准：显效：咯血完全停止或减少 50% 以上；有效：咯血减少 50% 以下或痰中带血；无效：咯血增多或未减少。与治疗前及第 3 天、第 7 天观察咯血量。

【治疗结果】

治疗组总有效率为 100%，对照组为 96.8%。

（3）此外，云南白药还可以和山莨菪碱[4]、安络血（卡巴克洛）[5]、维生素 K[6]、垂体后叶素[7]、止血敏（酚磺乙胺）[8]

等合用，用于治疗肺结核咯血。

三、促进肺结核病灶吸收

赵伟安，侯波[9]对72例肺结核患者进行了治疗观察。

【治疗方法】

随机将病人分为两组，两组均采用全身抗结核化疗；云南白药组加服云南白药，1次0.3g，每天4次，温开水送服。

【治疗结果】

云南白药组在浸润病灶吸收、空洞病灶吸收、干酪病灶吸收和混合病灶吸收上总有效率为81.8%，对照组为46.2%，两组间具有显著性差异（$P<0.05$）。

讨　　论

肺结核咯血是由于结核病灶累及肺内血管，导致血管破裂所致。云南白药可使凝血酶原时间缩短，激活血小板，有效地促进血管的愈合，从中医角度讲，结核病灶形成应从血瘀、毒疮辨证，因此，云南白药具有活血散瘀功效，故可治疗毒疮初起，从而加速病灶的吸收，提高临床治疗效果。

❋ 参考文献 ❋

[1] 张金福，韩琦，等．云南白药胶囊治疗肺结核小量咯血的临床观察［J］．中国防痨杂志，2001，24（1）：53.

[2] 张春霞，潘建新，等．云南白药与阿托品联用治疗肺结核咯血疗效观察［J］．实用心脑肺血管病杂志，2002，10（4）：53.

[3] 陈文胜，张兴树．妥塞敏与云南白药联合治疗肺结核咯血的效果分析［J］．公共卫生与预防医学，2007，18（3）：83～84.

99

[4] 王礼国，陈世芳，等．云南白药、山莨菪碱佐治肺结核39例疗效观察［J］．九江医学，2009，24（4）：35.

[5] 赵洁．云南白药联用安络血治疗肺结核小量咯血［J］．基层医学论坛，2006，11（12）：1148.

[6] 苏成菊．云南白药与维生素K治疗肺结核少量咯血80例［J］．中国民间疗法，2005，13（6）：25～26.

[7] 黄晓菁，金仁洪．中西医结合治疗肺结核咯血30例观察［J］．实用中医药杂志，2005，21（4）：219.

[8] 苏锦瑞，梅早仙．中西医结合治疗肺结核咯血的疗效观察［J］．中国医院药学杂志，2009，29（17）：1503～1504.

[9] 赵伟安，侯波．云南白药促进肺结核病灶吸收33例［J］．工企医刊，2011，24（3）：59～60.

100

第三节　治疗上消化道出血

上消化道出血是指出血点位于屈氏韧带以上的消化道包括食管、胃及十二指肠等部位的出血。国外资料显示，上消化道出血的患者约占年均总住院人数的0.1%，其病死率接近10%。

云南白药由于止血效果显著，临床上可用来治疗上消化道出血。

一、治疗上消化道出血

（1）李铁红[1]对各种原因引起上消化道出血的106例患者进行了观察，患者平均年龄45.2岁。

其中，对照组53例中，十二指肠炎及糜烂出血性胃炎12例，十二指肠球部溃疡并出血24例，复合性溃疡1例，胃溃疡并出血16例；治疗组53例，糜烂出血性胃炎及十二指肠炎18

例，十二指肠球部溃疡并出血的患者 21 例，复合性溃疡的患者
4 例，胃溃疡并出血 10 例。

【治疗方法】

在抗休克及一般治疗的基础上，白药组采用中药制剂云南白
药口服，每天 1g，分 3 次口服，并给患者奥美拉唑注射剂 40mg，
静脉滴注，每天 1 次。对照组在基础治疗的同时，单独用奥美拉
唑注射剂 40mg，静脉滴注，每天 1 次，5 天为 1 个疗程。

观察指标：于确诊后治疗前及治疗 5 天后的次日清晨，空腹
抽取静脉血 5mL，检测血清中 hs-CRP（高敏 C-反应蛋白）和
皮质醇的含量。

【治疗结果】

白药组总有效率为 96.23%，对照组总有效率为 84.91%，
两组比较具有显著性差异（$P<0.05$），两组治疗后 hs-CRP 及皮
质醇水平均明显改善（$P<0.05$），治疗组优于对照组。

（2）魏汝俊，刘春英等[2]对 60 例急性上消化道出血的患者
进行了治疗观察。

【治疗方法】

两组均给予常规治疗，禁食，应用氨甲苯酸、法莫替丁、奥
美拉唑等静脉输液；白药组口服加去甲肾上腺素 4mg 的冰生理
盐水 50mL，每 8 小时 1 次；云南白药 0.5g，每 8 小时 1 次，与
去甲肾上腺素交替口服。对照组口服氢氧化铝凝胶 20mL，每 8
小时 1 次，治疗 5 天。

疗效标准：显效：无呕血及黑粪，自觉症状消失，大便隐血
实验转阴；有效：无呕血及黑粪，自觉症状消失，大便隐血实验
阳性；无效：仍有呕血或黑粪，心悸、乏力、四肢冷感，大便隐
血实验阳性。

【治疗结果】

白药组总有效率为 93.3%；对照组总有效率为 76.67%。两

组比较具有统计学意义（$P<0.01$）。

（3）王彦荣，魏凌云[3]用云南白药联用奥美拉唑、奥曲肽来治疗胃出血；边虹铮，赵媛媛[4]对胃出血采取常规治疗的同时加服云南白药治疗；均取得了良好的止血效果。

二、治疗老年上消化道出血

（1）金燕芬，陈芬等[5]对156例患者进行了观察，患者平均年龄为68.8岁。其中67例胃十二指肠溃疡伴大出血，33例肝硬化、食管、胃底静脉曲张破裂出血，31例急性胃黏膜病大出血，20例胃癌、十二指肠癌伴消化道出血，3例食管癌支架植入术后消化道出血，2例食管贲门黏膜撕裂综合征。

【治疗方法】

基础性治疗：156例患者入院后进行止血、制酸、保护胃黏膜等治疗：首先给予补液、输血等抗休克处理，然后静脉注射立止血（巴曲酶）注射液、奥美拉唑注射液或泮托拉唑注射液，最后口服加入去甲肾上腺素或凝血酶粉以及胃黏膜保护剂的冰生理盐水。

使用云南白药治疗：每4~6小时1次，取云南白药粉1.0g加水调成糊状，口服或经胃管注入胃内（72小时），直至出血停止。

同时使用生长抑素治疗：在基础治疗的同时应用SS（商品名：思他宁，瑞士生产），首剂用250mg缓慢静脉推注，继以250mg/h连续静脉滴入，或Oct（商品名：善宁，瑞士生产），首剂100mg缓慢静脉推注，继以25~50mg/h连续静脉滴入，直至出血停止（72小时）。

【治疗结果】

治疗后总有效率为91.03%。

（2）高淑荣[6]对32例年龄为60~82岁的老年患者进行了

治疗并予以观察。

【治疗方法】

在常规补充血容量，纠正失血性休克、贫血等综合治疗的基础上，采用口服凝血酶4000～6000IU（溶于生理盐水或凉开水60mL内）和云南白药粉0.5～1g（凉开水送服），4小时1次，服用1～3天。出血停止指征依据《内科学》中"出血是否停止判断"相关内容。

【治疗结果】

治疗后观察，对老年患者治疗的总有效率为90.6%。

（3）于国平[7]在常规治疗上加服云南白药；陈存国，金小红[8]用奥美拉唑、凝血酶联合云南白药，治疗老年人上消化道出血；李欣，谢萍等[9]用生长抑素联合云南白药治疗难治性上消化道出血，均获得了90%以上的总有效率。

讨 论

云南白药具有止血、抗炎、愈伤等药理作用，能够有效地促进出血的愈合，其作用机制主要为：①能激活血小板膜糖蛋白，缩短出血时间、凝血时间和凝血酶原时间；②能使纤维蛋白酶原激活转化为不溶性纤维蛋白附于损伤的毛细血管，促使凝血和修复。并且和奥美拉唑联用，可以有效地降低血清中hs-CRP和皮质醇的表达，提示云南白药和奥美拉唑联用可有效地抑制炎性反应，并可减轻患者的应激反应，加速患者的恢复。

103

❋ 参考文献 ❋

[1] 李铁红.云南白药联合奥美拉唑治疗上消化道出血及对血清中hs-CRP和皮质醇的影响［J］.中国中医急症，2011，20（10）：1682～1683.

[2] 魏汝俊，刘春英，等.去甲肾上腺素与云南白药联合治疗

消化道出血临床观察 [J]. 中国实用医药, 2009, 4 (10): 140～141.

[3] 王彦荣, 魏凌云. 云南白药治疗急性上消化道出血体会 [J]. 实用医技杂志, 2008, 15 (28): 3975～3976.

[4] 边虹铮, 赵媛媛. 云南白药治疗上消化道出血的临床观察 [J]. 中外医药, 2008, 27 (3): 84.

[5] 金燕芬, 陈芬, 等. 生长抑素联合云南白药治疗急性上消化道大出血 [J]. 中国医药导刊, 2008, 10 (1): 110～112.

[6] 高淑荣. 口服云南白药加凝血酶治疗老年上消化道出血32例 [J]. 吉林医学, 2011, 32 (22): 4595.

[7] 于国平. 云南白药鼻饲治疗老年上消化道出血的疗效观察 [J]. 祝您健康·新医药, 2010, 1 (5): 50～51.

[8] 陈存国, 金小红. 奥美拉唑、凝血酶、云南白药联合治疗老年人上消化道出血 [J]. 现代中西医结合杂志, 2005, 14 (6): 763.

[9] 李欣, 谢萍, 等. 生长抑素联合云南白药治疗难治性上消化道出血疗效观察 [J]. 实用临床医学, 2010, 11 (6): 46～47.

104

第四节　消化道溃疡

消化道溃疡主要指发生在胃和十二指肠的慢性溃疡, 亦可发生于食管下段、胃空肠吻合口周围及含有异位胃黏膜的美克尔 (MECKEL) 憩室。这些溃疡的形成与胃酸和胃蛋白酶的消化作用有关, 故称消化性溃疡。本病的总发病率占人口的5%～10%, 十二指肠球部溃疡较胃溃疡多见, 以青壮年多发, 男多于女, 儿童亦可发病, 老年患者所占比例亦逐年有所增加。胃溃疡患者的平均年龄，高于十二指肠球部溃疡患者约 10 年。

近年研究发现溃疡的形成与幽门螺旋杆菌（HP）的存在有关。本病绝大多数（95% 以上）位于胃和十二指肠，故又称胃十二指肠球部溃疡。

云南白药具有良好的抗炎和愈伤的作用，在临床上可以和其他药物配合使用，来促进溃疡的愈合。

一、和奥美拉唑联合治疗

（1）李军[1]对 82 例消化性溃疡出血患者进行了观察，其中胃溃疡并出血 33 例，十二指肠溃疡并出血 49 例，重度出血 10 例，中度出血 39 例，轻度出血 33 例。

【治疗方法】

白药组采用奥美拉唑 40mg，加入 5% 葡萄糖注射液 250mL 中静脉滴注，每天 2 次；云南白药 1 次 1g，每天 3 次。对照组采用奥美拉唑，用法同治疗组，两组疗程均为 10 天。

疗效判断标准：显效：出血停止，隐血实验转阴；有效：出血 40mL 以内，隐血（+）；无效：继续出血。

【治疗结果】

白药组的总有效率为 100%；对照组的总有效率为 75%，两组比较具有显著差异（$P<0.05$）。

（2）李梅莉，梁秀萍[2]也采用了奥美拉唑和云南白药联用的方法，治疗了 60 例消化道溃疡患者。

治疗组在滴注奥美拉唑的基础上予以云南白药粉 0.5g/次，口服或溶于生理盐水 30mL 经胃管灌入，每天 3 次。取得了总有效率 100% 的治疗效果。

（3）邸兆信等[3]、肖福全等[4]，也采用奥美拉唑和云南白药联合治疗消化道溃疡。取得了良好的治疗效果。

由此可见，用奥美拉唑联合云南白药来治疗上消化道出血是近几年临床上的常用治疗方法。

二、和其他药物合用

（1）李漾明，罗资洪等[5]对 80 例消化道溃疡患者进行了治疗，其中轻度出血 58 例，中度出血 19 例，重度出血 3 例。

【治疗方法】

在卧床休息，暂禁食 1～4 天但不禁药，立即配血，积极补充血容量等综合治疗的基础上，云南白药组用注射用泮托拉唑钠 40mg，加入 0.9% 生理盐水 250mL 中，静脉滴注，每天 2 次，连用 5 天，同时口服云南白药 1g，每天 3 次，连用 5 天；对照组只用泮托拉唑钠 40mg，加入 0.9% 生理盐水 250mL 静脉滴注，在治疗过程中，密切观察患者的生命体征、肠鸣音变化的情况和黑便消失时间，复查大便隐血、血常规、血压及用药反应。

【治疗结果】

云南白药组的总有效率为 97.5%；对照组总有效率为 80%。

（2）康德，吴华春[6]对 122 例患者进行了治疗，在基本治疗（①治疗原发病；②降低胃酸和保护胃黏膜处理，静脉滴注奥美拉唑；③胃镜检查；④如病情危急，用止血剂及抗感染药物或生长抑素）的基础上，白药组用 0.5g 云南白药溶于温水后冷却，胃管内注入；凝血酶首剂 2000U，以后 1000U，凉水溶解后胃管内注入，与云南白药交替使用的方法进行了治疗，发现治疗组的总有效率为 89.09%，对照组为 83.58%，两组比较具有统计学意义（$P<0.05$）。

讨　　论

经过现代药理研究发现，云南白药可以增强吞噬细胞的功能，对炎症过程的介质释放、毛细血管渗透性增加及白细胞游走等均有抑制作用；并且能激活血小板，减少出血和加速伤口的愈合，因此，治疗上消化道溃疡，能够有效促进溃疡面的愈合，减少溃疡出血，值得临床上推广。

❊ 参考文献 ❊

[1] 李军. 奥美拉唑联合云南白药治疗消化性溃疡出血的疗效 [J]. 实用临床医学, 2010, 11 (12): 18~20.

[2] 李梅莉, 梁秀萍. 奥美拉唑联合云南白药治疗消化性溃疡出血疗效观察 [J]. 内科, 2010, 5 (5): 479~480.

[3] 邸兆信, 徐菁蓓. 云南白药联合奥美拉唑治疗消化性溃疡并出血疗效观察 [J]. 甘肃中医学院学报, 2011, 28 (1): 33~34.

[4] 肖福全, 曾环想. 奥美拉唑、去甲肾上腺素、云南白药治疗消化性溃疡出血疗效观察 [J]. 临床合理用药, 2010, 3 (18): 74.

[5] 李漾明, 罗资洪. 泮托拉唑钠联用云南白药治疗消化性溃疡并出血80例疗效观察 [J]. 中国民族民间医药, 2009, (19): 77.

[6] 康德, 吴华春. 云南白药和凝血酶治疗消化性溃疡伴出血55例 [J]. 中国中西医结合外科杂志, 2009, 15 (3): 317~318.

107

第五节　肝硬化出血

肝硬化是临床常见的慢性进行性肝病，由一种或多种病因长期或反复作用形成的弥漫性肝损害。在我国大多数为肝炎后肝硬化，少部分为酒精性肝硬化和血吸虫性肝硬化。早期由于肝脏代偿功能较强可无明显症状，后期则以肝功能损害和门静脉高压为主要表现，并有多系统受累，晚期常出现上消化道出血、肝性脑病、继发感染、脾功能亢进、腹水、癌变等并发症。

云南白药具有良好的止血作用，临床上可用来治疗各种原因引起的肝脏部位大出血，具体运用如下：

一、治疗肝硬化食管、胃底静脉曲张破裂出血

（1）王艳景[1]对 90 例门静脉高压食管、胃底静脉曲张破裂出血患者进行了治疗观察。其中入院时估计总出血量小于 400mL 者 21 例，400~800mL 者 45 例，大于 800mL 者 24 例。

【治疗方法】

将患者随机分为两组，均先给予奥曲肽 0.1mg，加入 5% 葡萄糖注射液 20mL，静脉注射，再以奥曲肽输液泵 25~50μg/h，持续静脉滴注，连续 72 小时。泮托拉唑 40mg，加入 40mL 生理盐水，持续静脉微量泵泵入（8mL/h），连续应用 5~7 天；白药组用 4g 云南白药混悬液 100mL 口服或鼻饲，每天 1 次，使用 72 小时。两组均给予常规治疗，包括应用止血药（酚磺乙胺、维生素 K_1、注射用凝血酶等），补液，输血，保肝，抗休克等。

出血停止标准：①无呕血、黑便或大便变干、颜色变黄，血压、脉搏平稳，血红蛋白无进行性下降；②连续 3 次大便隐血实验阴性，肠鸣音正常，于用药 72 小时进行疗效判断，治疗 48 小时内止血者为显效，72 小时内止血者为有效，否则为无效。

【治疗结果】

治疗组总有效率为 93.3%，对照组总有效率为 86.7%，两组比较具有显著差异（$P<0.05$）。

（2）罗立成[2]在治疗肝硬化失代偿期导致的食管下段或胃底静脉曲张破裂大出血时，采用常规补液、输血等抗休克处理后，给予静脉注射立止血（巴曲酶）、奥美拉唑，口服加入去甲肾上腺素或凝血酶粉以及胃黏膜保护剂的冰生理盐水。

【治疗方法】

白药组在此基础上给予奥曲肽 0.1mg，加入生理盐水 20mL，缓慢静脉滴注，继而以奥曲肽 50μg/h，持续静脉滴注 72 小时，之后减半量维持 48 小时，同时取云南白药粉 1g，加少许水调成糊状，口服或通过胃管注入胃内，每 4~6 小时重复 1 次，直至出血停止（72 小时）。

对照组在此基础上给予垂体后叶素 10U，加入生理盐水 40mL 缓慢静脉滴注 15 分钟，然后用垂体后叶素 12U，加入 5% 葡萄糖注射液 250mL 中静脉滴注，滴速保持每分钟 20~25 滴，1 小时后重复 1 次，然后每 4 小时再给重复剂量，用此方案治疗 72 小时，之后减半量维持 48 小时。

【治疗结果】

白药组 24 小时内止血的患者占 75%；对照组 24 小时内止血的患者占 35.7%，两组比较具有统计学意义（$P < 0.05$），且白药组不良反应发生率（6.3%）远小于对照组（35.7%）。

（3）孙艳丽[3]对乙型肝炎肝硬化门静脉高压致食管、胃底静脉曲张破裂出血的患者进行了治疗观察，其中，失血占血容量 10%~15% 的有 35 例；失血 20% 左右的有 161 例；失血 30% 以上的有 20 例。

【治疗方法】

采用 0~4℃的生理盐水 200mL，加入 16mg 去甲肾上腺素，1 次 100mL 口服，3 小时 1 次，云南白药 0.5g/次，4 次/天，用凉开水顺服，同时静脉滴注止血敏（酚磺乙胺），每天 3g，法莫替丁 20mg，每天 2 次，静脉推注立止血（巴曲酶）1kU，每天 3 次。重度失血者给予输血，支持治疗。

【治疗结果】

经过对 216 例患者的治疗，发现治愈率为 94.9%，好转率 2.8%。

109

（4）李桂珍，胡伟等[4]治疗肝硬化食管、胃底静脉曲张破裂出血患者时，采用维生素 K₁ 和门冬氨酸钾镁静脉滴注，根据需要补充红细胞、血浆、人体白蛋白，再使用奥曲肽、埃索美拉唑、云南白药联用治疗，发现使用云南白药组止血率为 93.3%，不使用云南白药的对照组止血率为 80%，两组比较具有统计学差异（$P<0.05$）。

（5）高国洪[5]用硝酸甘油、心得安（普萘洛尔）、云南白药、垂体后叶素联合治疗肝硬化合并上消化道大出血，也取得了良好的治疗效果。

二、治疗肝硬化非静脉曲张破裂出血

陈寿礼，张桂芝等[6]对 21 例患者进行了治疗，其中门静脉高压性胃病 7 例，十二指肠球部溃疡 7 例，胃溃疡 5 例，其他 2 例。

【治疗方法】

氩气刀的治疗参数调整为：气流量每分钟 2.4L，电凝指数为 A60，功率为 40～60W。内镜直视下观察病灶出血情况。若出血量大，视野不清，先用冰生理盐水加去甲肾上腺素冲洗出血灶，待视野清晰后经内镜钳道插入氩气刀导管。伸出内镜末端至病灶上方 0.3～0.5cm，以 1 次 1～3 秒钟的时间行氩气刀凝固治疗，若出血量小，则可直接对出血部位进行凝固治疗。以出血病灶完全止血为止，然后局部喷洒云南白药。术后禁食 2 小时，24 小时内可进食少许流质。根据病因不同可选用心得安（普萘洛尔）、洛赛克（奥美拉唑）等口服治疗。

【治疗结果】

治疗后观察并统计得知总有效率为 95.2%。

讨 论

　　云南白药具有良好的止血功效，在临床上已经广泛运用，张渊智，张志芳等[7]对云南白药在肝病的治疗上做了进一步的药理研究，发现云南白药可以有效对抗由四氯化碳所致肝细胞变性、坏死及肝纤维化，减小肝脏受损面积，既可以止血，又可以有效地降低肝细胞的损伤。

❈ 参考文献 ❈

[1] 王艳景. 云南白药辅助治疗肝硬化食管胃底静脉曲张破裂出血45例 [J]. 医药导报，2010，29 (2)：200～201.

[2] 罗立成. 奥曲肽联合云南白药治疗肝硬化并上消化道大出血的疗效观察 [J]. 临床合理用药，2011，4 (11B)：63～64.

[3] 孙艳丽. 冰盐水加去甲肾上腺素配合云南白药口服治疗乙型肝炎肝硬化门静脉高压上消化道出血病人的观察护理 [J]. 中国实用医药，2006，1 (1)：98.

[4] 李桂珍，胡伟，等. 奥曲肽和埃索美拉唑联合云南白药治疗肝硬化食管胃底静脉曲张破裂出血30例 [J]. 中西医结合肝病杂志，2008，18 (5)：310～311.

[5] 高国洪. 中西药治疗肝硬化合并上消化道大出血52例 [J]. 中西医结合肝病杂志，2006，16 (5)：297～298.

[6] 陈寿礼，张桂芝，等. 氩气刀并用云南白药治疗肝硬化非静脉曲张出血21例 [J]. 中西医结合肝病杂志，2006，16 (5)：297～298.

[7] 张渊智，张志芳，等. 云南白药抗肝纤维化作用的实验研究 [J]. 胃肠病学和肝病学杂志，2010，19 (9)：800～803.

第六节　溃疡性结肠炎

目前，尚不清楚结肠炎的发病原因，可能是由于基因因素、机体不恰当的免疫反应或某些环境因素导致的。机体免疫系统会错误地将肠黏膜当成"敌人"进行反复地破坏，并引起溃疡性结肠炎的相关症状。

在治疗上以柳氮磺胺类、糖皮质激素和免疫抑制剂为主，效果欠佳。目前，国内有许多医师将云南白药和以上药物配合使用进行溃疡性结肠炎的治疗，发现治疗效果良好。具体方法如下：

一、糖皮质激素配合云南白药

朱金庆[1]对 68 例轻中度活动期溃疡性结肠炎患者进行了治疗观察，其中初发型 19 例，慢性复发型活动期 49 例。

【治疗方法】

白药组在常规治疗基础上，给予云南白药 1g，加地塞米松 5mg，生理盐水 100mL，排便后保留灌肠，每晚睡前 1 次，灌肠保留时间 1~2 小时，4 周为 1 个疗程。对照组给予柳氮磺吡啶口服，每天 4~6g，两组治疗期间忌辛辣油腻饮食。

疗效标准：近期治愈：临床症状完全消失，结肠镜及其他辅助检查黏膜均正常，观察 3 个月无复发；有效：临床症状改善或缓解，结肠镜及其他辅助检查黏膜轻度炎症反应、水肿、溃疡；无效：经治疗后各项临床症状均无好转，内镜及病理检查黏膜无改善或加重。

观察患者治疗后 4 周腹痛及便血情况，并于 3 个月后随访。

【治疗结果】

白药组的总有效率为 91.2%，对照组总有效率为 73.5%。两组比较有显著性差异（$P<0.05$）。

二、柳氮磺胺类药物合用

（1）杜坤庭、葛勤利等[2]收治了轻、中度溃疡性结肠炎患者60例，所有患者均经电子结肠镜及病理确诊，按照2000年成都全国炎症肠病学术研讨会制定的标准诊断。

【治疗方法】

白药组：柳氮磺吡啶结肠溶胶囊口服，1次1g，每天4次，同时加服云南白药，1次0.5g，每天3次，8周为1个疗程。对照组：不服用云南白药，其余治疗同白药组。

【治疗结果】

白药组总有效率为90%，对照组总有效率为66.7%，两组比较具有统计学意义（$P<0.05$）。

（2）蒋庆安，唐军梅等[3]用柳氮磺胺吡啶2g、云南白药2g加入37℃生理盐水100mL中，灌肠，至少保留2小时，疗程1个月。1个月后，改用口服柳氮磺胺吡啶，每天2g，其他治疗方法相同，治疗3个月，治疗的总有效率为85.4%。

三、联合其他西药治疗

倪春红，周秀萍等[4]对38例溃疡性结肠炎患者进行了治疗，采用云南白药4g，0.5%甲硝唑液100mL和地塞米松5mg，混合成灌肠液，加温至38℃灌肠，每晚1次，1次1小时，20天1个疗程，发现疗效良好，总有效率为92.1%。

四、和芦荟汁一起灌肠治疗

付继勇，祝东友[5]采用云南白药加鲜芦荟汁灌肠的方法治疗了126例慢性溃疡性结肠炎患者，其中全结肠24例，降结肠51例，乙状结肠51例。

【治疗方法】

云南白药组：鲜芦荟汁 100mL，云南白药 4g 制成混悬液，每天睡前保留灌肠 1 次。另配云南白药 4g，鲜芦荟汁适量，调成稠糊状，放置神阙穴（脐中），用麝香止痛膏外贴，每 2 天换药 1 次，间隔 2 小时以上，皮肤干后再贴。对照组：替硝唑 100mL（0.4g），庆大霉素 12 万单位（U），地塞米松注射液 5mg，每天睡前保留灌肠 1 次。

灌肠后注意事项：直肠病变者灌肠成功后继续保持臀部抬高 10cm，左侧卧位 30 分钟；乙状结肠者灌肠成功后，改为膝胸伏位 15 分钟，使药液到达整个结肠，然后臀部抬高 10cm，左侧卧位、右侧卧位各 30 分钟，使药液保留 4 小时以上。14 天为 1 个疗程，共 2 个疗程。

【治疗结果】

云南白药组总有效率为 95.2%，对照组总有效率为 74.6%。两组比较具有极显著差异（$P<0.01$）。

五、和微波及中药配合

袁秀红[6]对 54 例确诊溃疡性结肠炎的患者进行了治疗。

【治疗方法】

白药组采用中药煎剂加云南白药保留灌肠，同时配合微波治疗。中药处方：黄连 10g，败酱草 30g，地榆 20g，白芨 30g，仙鹤草 15g，干姜 20g，赤石脂 20g，黄柏 10g，马齿苋 30g；上方浓煎取汁 100mL，取 6 粒云南白药胶囊，去胶囊取粉剂加入煎药中混匀待用，于晚上临睡前嘱患者排完大便后保留灌肠，每晚 1 次；另外，用超短波电疗仪照射：病人取平卧位，将其中的 1 块电极板垫于病人腰下，另外 1 块覆盖于下腹部，电极板与人体之间使用干燥的毛巾或毯子作隔热，厚度为 1～2cm；防止电极板移动，将自制的沙袋压在下腹部的电极板上。微波输出功率设为

200W，持续 30 分钟，每天 1 次，上午进行。10 天为 1 个疗程，连续治疗 3 个疗程。对照组采用常规输液抗感染和口服中药治疗。总结病人治疗 3 个疗程后及治疗半年后的效果，并且分别对两组病人进行随访。

使用微波照射主要是为了加速局部组织的血运和应激功能。

【治疗结果】

白药组的总有效率为 94.1%，对照组总有效率为 70%；两组比较具有统计学差异（$P<0.05$）。半年后白药组的复发率为 6.23%，对照组的复发率为 71.43%，两组比较具有极显著差异（$P<0.01$）。

六、其他方法

（1）黄加国，韩帅[7]用柳氮磺胺吡啶 2g，云南白药 2g，加 0.5% 甲硝唑 100mL 保留灌肠，保留 1 小时，持续 2 周后改为口服柳氮磺胺吡啶 0.5g，加甲硝唑 0.2g，每天 4 次，持续 22 周；对照组给予柳氮磺胺吡啶 1g，加甲硝唑 0.2g，每天 4 次，持续 12 周；其后柳氮磺胺吡啶剂量减半，持续 12 周。通过对 90 例患者的治疗，发现白药组的总有效率为 100%，对照组总有效率为 75%，两组比较具有统计学差异（$P<0.01$）。

（2）高惠珍，夏爱芹等[8]用云南白药 1.5g，野菊花水 50mL，甲氰咪胍（西咪替丁）0.4g，地塞米松 10mg，复方新诺明 2 片，研细末冲调均匀，灌肠治疗；关海平、石洪秀[9]用思密达（十六角蒙脱石）6g，加云南白药 0.4g，加入 50mL 生理盐水中，加热至 37℃，灌肠治疗，发现总有效率均为 93% 以上。

讨 论

云南白药具有良好的抗炎和促进伤口愈合的疗效，和西药联合使用，可以减轻溃疡处的炎性反应，促进溃疡面的愈合。目前，该方法已在国内许多医院使用，发现治疗效果良好。

✳ 参考文献 ✳

［1］朱金庆.地塞米松配合云南白药灌肠治疗溃疡性结肠炎效果分析［J］.中医临床研究，2011，3（8）：45～46.

［2］杜坤庭，葛勤利，等.柳氮磺吡啶结肠溶胶囊联合云南白药治疗溃疡性结肠炎［J］.中国基层医药，2011，18（18）：2465～2466.

［3］蒋庆安，唐军梅，等.柳氮磺胺吡啶、云南白药灌肠治疗溃疡性结肠炎疗效观察［J］.华夏医学，2005，18（6）：932～934.

［4］倪春红，周秀萍.云南白药、甲硝唑加激素保留灌肠治疗溃疡性结肠炎38例［J］.湖南中医杂志，2007，23（4）：58.

［5］付继勇，祝东友.云南白药加芦荟汁灌肠治疗慢性溃疡性结肠炎63例［J］.陕西中医，2007，28（9）：1158.

［6］袁秀红.云南白药与微波联合治疗溃疡性结肠炎的效果观察及护理［J］.职业与健康，2010，26（10）：1199～1200.

［7］黄加国，韩帅.溃疡性结肠炎药物保留灌肠170例效果观察［J］.中国煤炭工业医学杂志，2008，11（11）：1682.

［8］高惠珍，夏爱芹，等.云南白药灌肠液治疗溃疡性结肠炎的护理22例［J］.实用护理杂志，2003，19（5）：46.

［9］关海平，石洪秀.思密达与云南白药治疗溃疡性结肠炎［J］.黑龙江医学，2003，27（11）：817～818.

第六章　外科的应用

第一节　云南白药胶囊大样本临床研究

国家"重大新药创制"科技重大专项是依据《国家中长期科学和技术发展规划纲要》（2006～2020）的部署，国务院决定组织实施的我国一项大型科技计划。通过专项的实施，研制一批具有自主知识产权和市场竞争力的新药，建立一批具有先进水平的技术平台，形成支撑我国药业自主发展的新药创新能力与技术体系。从而推动我国医药产业由仿制为主向自主创新为主的战略性转变，显著提高我国新药创制整体水平，为人民群众提供更多安全、有效、质量可靠的药品，为人民健康事业做出历史性贡献。

云南白药（胶囊）技术改造项目，作为"重大新药创制"科技重大专项"十一五"计划中的第一批中药大品种技术改造课题，通过系统的科学研究和技术创新，充分应用和借鉴中药现代化研究的新成果以及新药研究的新技术，开展了云南白药促成骨作用机理研究、指纹图谱研究、体内外"生物谱"及"生物谱-效关系"研究、GLP条件下安全性再评价，以及云南白药胶囊在围手术期止血、愈伤、消肿、促进骨愈合等方面的有效性、安全性的大规模临床研究。临床方面的具体研究内容如下：

一、云南白药促进骨折愈合的临床研究

由辽宁中医药大学附属第二医院牵头，中国人民解放军第四军医大学第一附属医院、哈尔滨医科大学附属第二医院等49家

医院共同参与完成。筛选了临床上四肢躯干部位 13 种骨折的 1584 例患者。

【服药方法】

1 次 2 粒，每天 4 次。骨折复位术术后第 1 天早晨开始服药，连服至第 4 周末，再继续服用安慰剂 2 周。对照组服用安慰剂 6 周。

【治疗结果】

云南白药在骨折闭合复位术、切开复位术及整体骨愈合疗效上均明显高于对照组（$P<0.01$），说明云南白药能够明显地促进骨折的恢复。

二、云南白药对颈椎椎管减压术、锁骨骨折切开复位术、颈椎后路椎板扩大成形术围手术期出血量减少的研究

由上海瑞金医院、辽宁中医药大学附属第二医院牵头，哈尔滨医科大学附属第二医院等遍布全国的 50 家医院共同参与完成，针对 767 例患者进行了临床观察。

【服药方法】

1 次 2 粒，每天 4 次；术前 3 天起服用，手术麻醉清醒后 6 小时起继续服用，连服 2 天。对照组服用安慰剂，剂量同实验组。

【治疗结果】

云南白药组术中出血量比对照组明显减少（$P<0.01$），能够减少大约三分之一的出血量，术中减少出血不但可以降低手术的风险，手术中医师视野的清晰度也大大改善。此外，在术后 24 小时、48 小时和总引流量上实验组均明显少于对照组（$P<0.01$）。

三、云南白药用于下颌第三磨牙拔除术后，减少术后反应和并发症的研究

本次研究牵头人是中华口腔医学会会长王兴教授，牵头单位是北京大学口腔医院，由北京协和医院、首都医科大学附属北京口腔医院共同完成。

【服药方法】

1次2粒，每天4次。术前3天开始服用，连续服用8天。对照组服用淀粉安慰剂。本实验共入组199例，实验组和对照组各半。

【治疗结果】

术后24小时和术后3天实验组的开口度变化、肿胀厚度、肿胀体积、肿胀度明显小于对照组，两组比较具有统计学意义（$P<0.01$）。

四、云南白药用于慢性鼻窦炎/鼻息肉鼻内镜手术促进鼻腔黏膜愈合，减少术中出血的临床研究

由北京同仁医院牵头，四川大学华西医院、上海市第一人民医院、南京军区总医院、石家庄市第一医院、杭州市师范大学附属医院、四川省人民医院七家单位共同完成。主要研究了云南白药在术中减少出血的作用。

【服药方法】

1次2粒，每天4次，术前3天起开始服用，连续服用至术后28天。

【治疗结果】

实验组在手术后2周、4周、6周、8周，鼻黏膜上皮覆盖率及痊愈率均高于对照组（$P<0.01$），在术中总出血量及单位时间出血量，实验组均少于对照组（$P<0.01$）。

五、安全性评价

整个项目共计 2802 例患者中，在实验组和对照组不良反应的发生、人数及发生率上，两组间比较无统计学意义（$P >$ 0.05）。此实验充分证明了云南白药的安全性。

总　结

云南白药经过多年的临床应用，许多患者和医师对其活血化瘀、止血愈伤、消肿止痛的功效已经非常熟悉。经过现代药理学的研究和分析，发现云南白药在止血不留瘀和促进骨愈合方面也有很好的疗效。

通过此次国家重大专项课题的研究和实施，云南白药胶囊在围手术期和骨折方面的疗效和安全性都得到了再次的肯定，经过2802 例的临床观察，发现云南白药在减少术中、术后出血量，加速骨折愈合，加快术后伤口愈合，减轻术后肿胀方面，疗效显著，安全性高。

第二节　围手术期的使用

云南白药既有止血的效果也有活血的效果，这一特点在临床上受到了广泛的关注，医师们发现，如果将其用于围手术期，那么将可以有效地减少手术中出血，有利于医师的视野清晰和患者的预后。探讨云南白药在外科手术的止血作用，不仅能为外科手术止血问题提供新的途径，同时也能为我国中医药事业的发展做出贡献。现将临床上云南白药用于围手术期的文献总结如下：

一、在骨科手术中的运用

（1）刘怡勋等[1]对 60 例股骨颈骨骨折手术患者进行了

观察。

【治疗方法】

采用术前 1 小时起服用云南白药胶囊，麻醉后 6 小时继续服用，连续服用 2 天，对照组服用空胶囊的方法，并对药前、术前、术后即刻抽取外周静脉血测定患者的凝血酶原时间（PT），记录术中及术后的出血量，来验证云南白药减少术中及术后出血的疗效。

【治疗结果】

结果显示：云南白药组在凝血酶原时间、术中出血、术后 24 小时引流量方面均明显小于对照组（$P<0.01$）。

（2）郭英，刘欣伟[2] 在骨盆骨折手术、林焕阳，金大地[3] 等在颈椎管扩大成形术中，都使用了口服云南白药胶囊来降低术中出血及术后出血量，均取得了良好的效果。

二、云南白药在牙科手术及拔牙后止血方面的运用

（1）唐正龙，王兴等[4] 对正颌外科手术的 87 例患者，采用随机、双盲、安慰剂对照的方法。

【治疗方法】

白药组术前 3 天开始服药，术后鼻饲管给药 5 天，1 次 2 粒，每天 4 次。对照组给予安慰剂胶囊。同时，两组患者均在常规术中静脉应用地塞米松 10mg，术后每天应用地塞米松 10mg，连续静脉给药 3 天，术中静脉给予头孢呋辛钠 1.5g 或克林霉素 0.6g。术后每天应用头孢呋辛钠 3g 或克林霉素 1.2g，配伍使用甲硝唑 1.8g，连续给药 5 天。

【治疗结果】

发现白药组的 CRP（C-反应蛋白）下降值和肿胀度下降值均明显小于对照组（$P<0.05$）。说明云南白药可以有效地减少炎性反应和减轻术后肿胀。

（2）席俊明[5]对892例拔牙患者采用蘸有云南白药的消毒纱布棉卷，咬紧30分钟。对照组只采用消毒纱布棉卷，发现云南白药组有效率为95.35%，对照组有效率为82.81%，两组比较有显著差异（$P<0.05$）。说明云南白药具有良好的止血效果。

（3）赵慧敏，薄文杰[6]对50例智齿拔牙术后运用云南白药填塞牙槽窝后干槽症的发生率做了临床报道，发现使用白药后止血效果显著，有效率为98%，并未发生1例干槽症。

三、云南白药在鼻腔手术及扁桃体切除术中的运用

（1）杨晓红，郑明秀等[7]对168名鼻窦炎、鼻息肉需手术治疗患者随机分为两组，白药组在常规消炎、药物喷鼻外，服用云南白药胶囊，1次2粒，每天3次，连服6天，对照组采用相同的治疗手段，不服用云南白药。根据术中根据纱条重量变化计算出血量，术后24～48小时拔出纱条时观察渗血量。两者相加，可计算总出血量。

【治疗结果】

白药组共88例，显效50例，有效33例，无效5例，总有效率为94.32%；对照组共60例，显效12例，有效22例，无效26例，总有效率为56.67%。两组相比有统计学意义（$P<0.05$）。

（2）黄洁明[8]用纱球压迫扁桃体切除术创面3分钟后，用干棉球蘸云南白药粉末敷洒创面的方法，对65例患者进行了临床观察，取得了总有效率98.4%的治疗效果。

四、云南白药在隆乳手术中的运用

商慧娟，宋建星等[9]对56例隆乳手术患者进行了观察，白药组术前3天开始服用云南白药胶囊，对照组服用淀粉胶囊，发现云南白药组在术中出血量比对照组减少了23%，并且白药组的凝血酶原时间（PT）较对照组也明显缩短（$P<0.05$）。

五、云南白药治疗腹部手术切口脂肪液化

张胜兰[10]对2905例患者中发生脂肪液化的26例患者，均在术后伤口有淡黄色液体渗出，分泌物细菌培养阴性，少数患者体温升高，但均不超过38.5℃，有4例伤口全部裂开，深度达腹直肌前鞘。

【治疗方法】

将云南白药散剂20g，装入100mL玻璃瓶内，橡皮塞盖紧后，用16号针头插入皮塞内，高压消毒30分钟，备用。

患者伤口先用生理盐水冲洗，将消毒后的白药敷洒创面，用拧干的湿纱条覆盖，伤口裂开小于三分之二的，隔日换药1次，2~3次后可3~4天换药1次；伤口裂开大于三分之二的，每天换药1次，待伤口创面逐渐愈合后，3~4天换药1次。

【治疗结果】

18例裂开较小患者经10~15天的治疗痊愈出院，8例裂开较大患者经过20~30天后痊愈出院。

六、云南白药在输精管结扎术和前列腺电切术中的运用

（1）孙云华，郭斌等[11]对1145例输精管结扎者随机分为两组。

【治疗方法】

术后口服云南白药胶囊1次1粒，每天2次，连服7天，同时服用环丙沙星胶囊，对照组服用安慰剂和环丙沙星胶囊。

【治疗结果】

比较两组手术结节的横径及疼痛情况，发现云南白药组均好于对照组（$P<0.01$）。

（2）李宁忱，潘柏年等[12]在尿道前列腺电切术中使用云南白药止血，对203例患者进行了观察，发现实验组的出血量明显

123

小于对照组（ $P<0.05$ ）。

七、在肛肠术后的运用

（1）王美平[13]对300例Ⅲ期痔疮患者做了三线结扎切除术，结扎后，使用适量抗生素预防感染，在术后第6天，开始服用云南白药散剂，1次0.5g，每天3次，术后第7天服保险子1粒，以减少痔核脱落时出血和防止大出血。300例患者均预后良好，无一例大出血出现。

（2）何建华[14]也运用云南白药和蛋黄油混合外敷的方法来治疗肛肠病术后难愈性伤口，取得了100%痊愈率的治疗效果。

讨　论

云南白药的止血作用是通过活化血小板来实现的，张颂恩等[15]探讨了云南白药的止血机理，发现服用云南白药后，患者血液中血小板活化标志物CD62P和GMP140明显提高，说明了云南白药有明显的止血作用。但如果仅仅是加强凝血作用，在手术中使用云南白药可能会有导致血栓形成的风险，因此，我们还对用药前后凝血物质的分解产物D-二聚体进行了检测，发现术后患者D-二聚体呈阴性，说明云南白药在手术中减少出血的同时不会促进血栓的形成，所以，建议在围手术期推广使用。

❋ 参考文献 ❋

[1] 刘怡勋，王晓，等．云南白药对髋关节置换术出血量的影响［J］．河南外科学杂志，2009，15（5）：1~2．

[2] 郭英，刘欣伟．预防性应用云南白药在骨盆骨折手术中的疗效和安全性研究［J］．临床军医杂志，2010，38（2）：195~197．

[3] 林焕阳，金大地．云南白药对颈椎管扩大成形术出血量影

响的研究 [J]. 中国中医药现代远程教育，2008，6
(10)：1171～1172.

[4] 唐正龙，王兴，等. 云南白药胶囊对正颌外科术后肿胀反
应影响的评价 [J]. 中华医学杂志，2008，88（33）：
2339～2342.

[5] 席俊明. 云南白药、明胶海绵用于拔牙术后止血临床观察
[J]. 社区医学杂志，2008，6（19）：80～81.

[6] 赵慧敏，薄文杰. 云南白药预防下颌阻生智齿拔除术后出
血及干槽症 [J]. 黑龙江医学，2002，26（11）：891.

[7] 杨晓红，郑明秀. 云南白药在鼻内窥镜术围手术期止血的
疗效观察 [J]. 昆明医学院学报，2011，（5）：151～152.

[8] 黄洁明. 云南白药在扁桃体全麻手术后的止血作用 [J].
甘肃中医，2005，18（7）：58～59.

[9] 商慧娟，宋建星. 预防性应用云南白药对减少隆乳手术出血的
效果研究 [J]. 临床军医杂志，2009，37（4）：568～570.

[10] 张胜兰. 腹部手术切口脂肪液化外敷云南白药26例 [J].
中国临床医师，2004，32（1）：41.

[11] 孙云华，郭斌，等. 输精管结扎配合云南白药的术后反应
观察 [J]. 中国男科学杂志，2006，20（6）：64～65.

[12] 李宁忱，潘柏年，等. 云南白药胶囊减少经尿道前列腺电
切术中出血的临床研究 [J]. 中国医学杂志，2007，87
（15）：1017～1020.

[13] 王美平. 三线结扎切除术配合云南白药防止Ⅲ期母痔术后
大出血300例 [J]. 中国中医急症，2006，15（2）：193.

[14] 何建华. 蛋黄油加云南白药治疗肛肠病术后难愈性伤口15
例报告 [J]. 甘肃中医，2005，18（2）：17.

[15] 张颂恩，罗琪. 云南白药对外科手术患者血小板活化的影
响 [J]. 实用临床医药杂志，2004，8（2）：73～74.

第三节　促进骨愈合

骨折是指由于外伤或病理等原因致使骨质部分或完全断裂的一种疾病，其主要临床表现为：骨折部有局限性疼痛和压痛，局部肿胀和出现瘀斑，肢体功能部分或完全丧失，严重者可出现肢体畸形及异常活动。

云南白药是治疗跌打损伤的疗伤妙药，可以有效地治疗各种跌打损伤，并能够促进骨折的愈合。

在骨伤科的运用

（1）吴征，曹干生等[1]对 486 例患者进行了观察，其中，各类骨折 104 例，急性软组织损伤 298 例，其他 84 例。骨折部位均有较严重的肿胀、青紫、疼痛、压痛、拒按、活动受限，急、慢性软组织损伤均有不同程度的软组织肿胀、疼痛、压痛、活动受限。

【治疗方法】

口服云南白药胶囊，1 次 1~2 粒，每天 4 次。

【治疗结果】

治愈 360 例，好转 120 例，总有效率为 98%。

（2）曹建平，刘锋[2]将桡骨远端骨折的 40 例患者随机分为两组。

【治疗方法】

治疗组在常规手术复位固定后给予口服云南白药治疗，对照组只进行常规手术复位。所有患者随访 3 个月。

【治疗结果】

云南白药组患者在术后疼痛的消除上明显快于对照组，两组比较具有统计学意义（$P<0.05$）。在骨折愈合时间上，云南白

药组为8.4周±2.12周，对照组为10.9周±2.34周，两组比较具有显著性差异（$P<0.05$）。说明云南白药可以有效减轻伤口的疼痛并能够有效促进骨折的愈合。

讨　论

云南白药在促进骨折愈合上具有明显的治疗效果，主要表现在：①可促进VEGF的生长，促进血管的生成，重建骨折部位血管的形成，加速恢复损伤部位的血供[3]；②能够激活体内促进骨愈合的10种生长因子，并诱导骨髓间充质干细胞（MSCs）向成骨细胞转化，抑制MSCs向其他细胞如脂肪细胞或骨骼肌细胞分化，促进碱性磷酸酶（ALP）活性，同时促进骨基质合成，加速骨折愈合[4]。

因此，云南白药可以有效地促进骨折的愈合，缩短骨折的病程，减轻患者的痛苦，建议临床推广使用。

❋ 参考文献 ❋

[1] 吴征，曹干生，等．云南白药胶囊在骨伤科中的应用［J］．湖北中医杂志，2005，27（10）：47.

[2] 曹建平，刘锋．手术联合云南白药治疗桡骨远端骨折的临床疗效分析［J］．大家健康，2011，5（12）：7~9.

[3] 杨庆秋，胡侦明，等．云南白药对骨折愈合过程中血管内皮生长因子表达的影响［J］．昆明医学院学报，2011，（7）：17~21.

[4] 王彦亭．云南白药主要成分的骨形成作用研究［D］．昆明：昆明医学院第二临床学院，2007.

第四节 肋软骨炎

肋软骨炎是疼痛门诊或胸外科门诊的常见疾病,为肋软骨与胸骨交界处不明原因发生的非化脓性肋软骨炎性病变。病变处表面皮肤并无红、肿、热等炎症改变。患处疼痛和压痛的程度轻重不等。痛点较为固定,咳嗽、深呼吸、扩展胸壁等引起胸廓过度活动时会加剧疼痛。严重者会牵涉半身疼痛。

云南白药具有消肿镇痛、活血化瘀、防腐生肌的功效,临床上用来治疗肋软骨炎,疗效显著。

一、酒调和云南白药外敷

(1) 刘敏洁[1]用黄酒将云南白药调成糊状,对疼痛部位用热毛巾擦干净后,将调好的云南白药均匀涂抹在疼痛部位,再用橡皮膏贴牢,每24小时换药1次。

【治疗结果】

贴1剂后,50例患者中有30例显效,有效19例;第3剂后,已治愈49例,最后1例用到第5剂时也治愈,治愈率100%。

(2) 胡宏伟,李洁等[2]也采用75%酒精调和云南白药外敷的方法治疗软肋骨炎患者16例,有效率为100%。曹峥[3]采用相同的治疗方法观察了100例患者,取得了总有效率98%的治疗效果。

二、醋调和云南白药外敷

黄修玲[4]采用云南白药1g冲服,每天2次,并用醋调和云南白药外敷,橡皮膏固定,每天换药1次,2周一个疗程的方法,对100例软肋骨炎患者进行了观察,总有效率为92%。

三、单用云南白药气雾剂治疗

戴廷涛[5]对 12 例患者单纯使用云南白药气雾剂来治疗肋软骨炎，每天用药 3 ~ 5 次，先喷保险液，间隔 3 分钟后再使用气雾剂。10 天为 1 个疗程。

【治疗结果】

12 例患者均在用药 48 小时后疼痛减轻，最短者 4 天治愈，最长者 12 天治愈。总有效率为 100%。

讨　　论

软肋骨炎为非特异性炎症，中医认为多因为气血失调、脉络不通所致。云南白药具有活血散瘀、通络止痛的功效，因此临床上可用来治疗软肋骨炎。

❋ 参考文献 ❋

[1] 刘敏洁. 云南白药外敷治疗肋软骨炎 50 例 [J]. 中国实用乡村医师杂志, 2006, 13 (9): 34.

[2] 胡宏伟, 李洁, 等. 酒精调云南白药湿敷治疗肋软骨炎 16 例 [J]. 中国民间疗法, 2005, 13 (11): 24 ~ 25.

[3] 曹峥. 云南白药外敷治疗肋软骨炎 100 例 [J]. 中医外治杂志, 2009, 18 (6): 19.

[4] 黄修玲. 云南白药治疗肋软骨炎 100 例 [J]. 中国民间疗法, 2003, 11 (6): 48 ~ 49.

[5] 戴廷涛. 云南白药气雾剂治疗肋软骨炎疗效观察 [J]. 中国药师, 2007, 10 (9): 939 ~ 940.

129

第五节 肛肠疾病

肛肠疾病是人类特有的常见病、多发病。据有关普查资料表明，痔疮等肛门直肠疾病的发病率为59.1%，痔疮发病率占所有肛肠疾病的87.2%。

云南白药具有活血散瘀、止血消肿的功效，临床上可用来治疗肛肠疾病，具体如下：

一、使用云南白药痔疮膏治疗[1]

云南中医学院附属医院、昆明医学院第二附属医院、昆明市中医医院合作，对319例各期内痔、混合痔、炎性外痔、炎性混合痔进行了治疗观察，其中治疗组214例，对照组105例。

【治疗方法】

采用随机分组法，用药前排便，清水清洗患部，白药组和马应龙麝香痔疮膏组（对照组）均1次1~1.5g外敷或纳肛，每天2次，10天为1个疗程，每1天、3天、5天、7天、10天观察，记录1次病人的主诉和局部所见，10天后判断疗效。

疗效判断标准：

（1）内痔、混合痔：

临床控制：便后无出血、无脱垂、肛镜检查痔黏膜恢复正常，痔核萎缩。

显效：便后无出血、无脱出，痔核红肿明显消退。疼痛消失，肛镜检查，内痔黏膜轻度充血，痔核变小；有效：便后有少量出血，疼痛减轻，伴轻度脱垂，肛镜检查痔黏膜轻度充血；无效：用药后症状和体征较治疗后全无改善，甚至加重。

（2）炎性外痔，炎性混合痔：

临床控制：症状和体征均消失。

显效：症状消失，留有皮赘；有效：症状和体征均有改善；无效：症状和体征均无改善。

【治疗结果】

白药组 214 例中，临床控制 63 例，显效 107 例，有效 29 例，无效 15 例；对照组 105 例中临床控制 15 例，显效 56 例，有效 19 例，无效 15 例。治疗组显效率以上为 79.4%，总有效率为 93%，对照组显效率以上为 67.6%，总有效率为 85.5%。两组相比，具有显著差异（$P<0.01$），治疗组优于对照组。尤其是在炎性外痔的治疗上，白药组效果尤为明显。

二、口服治疗痔疮

刁飞宇[2]将 578 例患者随机分为两组治疗，白药组口服云南白药和鲜松叶、葛根、珍珠层粉；对照组内服化痔灵。7 天为 1 个疗程，1 个疗程后判定疗效。

根据对便血、痔脱出、肛门疼痛、外痔大小、外痔肿胀、肛镜观察等指标的记录，参照《中医肛肠科病证诊断疗效标准》和首届全国肛肠学术会议制定的标准判定治疗结果，发现白药组的总有效率为 96.6%，对照组为 53.9%，差异具有统计学意义（$P<0.01$）。

三、外敷治疗痔疮

韩普军，张桂荣[3]对炎性外痔病人患处消毒后，取 1 块无菌敷料，先涂抹适量凡士林膏，再取少许云南白药粉均匀撒在上面，盖住炎性外痔并予以固定。87 例患者平均的治愈时间为 3.1 天，治愈率为 100%。

四、治疗妇女肛裂

李盈，刘建志[4]对 50 例妇女肛裂患者进行了临床观察。先

131

取湿润烧伤膏一支（40g），将内容物挤出放于一洁净容器中，然后将云南白药散剂一瓶加入其中，搅拌均匀备用。使用前用温开水清洗肛门，带上指套将药膏涂于患处，每晚1次，15天一个疗程，一个疗程后观察疗效。

50例患者中治愈36例，有效10例，1例过敏停药，3例合并有严重的内外痔，疗效不明显。总有效率为93.9%。

五、用于痔病术

（1）胡海华，马光旭[5]对66例环状混合痔采用经典开放式外剥内扎术进行治疗，术后云南白药组将云南白药的保险子给患者口服，白药粉撒于油纱表面，以油纱包裹纱布条肛内填塞，包扎固定；对照组以凡士林油纱包裹纱布条，填塞肛门。

【治疗结果】

24小时后拆除包扎敷料时，观察血液渗透程度，敷料干燥为优，部分渗透为良，全层渗透为差。云南白药组33例患者中25例为优，7例为良，1例为差；对照组中4例为优，6例为良，23例为差，两组比较有统计学意义（$P<0.01$）。

（2）马青原，钟琪娅[6]将痔病术后肛门切口或皮瓣水肿的40例病人随机分为两组；云南白药组患者水肿后立即将1g云南白药用温水调和，将白药摊在纱布中心，折叠纱布，勿使药糊外溢。病人切口消毒后将包药纱布敷在肛门上，外加纱布覆盖，胶布固定，每天换药2次，连续3天；对照组用消肿止痛的中医洗剂熏洗（云南省中医医院院内制剂）30分钟，再用HE-NE激光照射10分钟，外敷硫酸镁，同时给予TDP照射20分钟，以上治疗每天2次。

【治疗结果】

每次换药时观察，连续观察3天，每次水肿较上次减轻50%，或2次治疗水肿全部消退为显效；每次水肿程度较上次减轻20%，或治疗6次水肿全部消退为有效。

发现云南白药组显效15例，有效5例，无效0例，总有效率为100%；对照组显效6例，有效9例，无效5例，总有效率为75%，两组比较有统计学意义（$P<0.05$）。

讨　　论

云南白药具有活血化瘀、消肿止痛、止血愈伤的功效，痔疮等疾病多是由于肛门部位血液循环不畅所致，症状多为出血、疼痛、痔核突起。因此，云南白药可以有效地修复痔黏膜，活血化瘀，治疗痔疮；对于痔疮切除手术和肛裂等，云南白药亦可有效地加速伤口的愈合，使患者早日康复。

✤ 参考文献 ✤

[1] 云南白药集团股份有限公司内部资料.

[2] 刁飞宇. 云南白药加减方治疗痔疮的临床研究 [J]. 中山大学学报，2007，28（3s）：258～260.

[3] 韩晋军，张桂荣. 外敷云南白药治疗炎性外痔体会 [J]. 中国社区医师，2003，18（2）：7.

[4] 李盈，刘建志. 外敷疗法治疗妇女肛裂50例 [J]. 中国民间疗法，2010，18（4）：19.

[5] 胡海华，马光旭. 云南白药粉用于痔病术后33例 [J]. 中医外治法，2007，16（3）：22.

[6] 马青原，钟琪娅. 云南白药外敷治疗肛门部术后水肿 [J]. 中国民族民间医药，2007（5）：309～310.

第六节　肌注硬结

肌注硬结是由于长期反复地注射，或药物刺激性强，不易吸收，或注射部位不当，或注射油性药物而导致的局部红肿、硬结、疼痛等症状，加重了患者的病痛。临床上许多医师使用云南白药来治疗肌注硬结，具体方法如下：

一、云南白药配食醋调敷

（1）李俊玲，任继风等[1]发现在给婴幼儿接种疫苗后，肌注硬结的出现屡见不鲜，因此，对120例接种疫苗后的婴幼儿进行了治疗和观察。

【治疗方法】

云南白药组用云南白药加食醋调敷，用无菌棉签蘸取药物均匀涂抹，涂抹后用 BD 公司透明敷贴覆盖固定。1 级红肿：硬结 $2cm^2$，每天 2 次；2 级红肿：硬结 $3 \sim 4cm^2$，每天 3 次；3 级红肿：面积大于 $5cm^2$，每天 5 次。对照组采用 50% 硫酸镁湿敷，并保持纱布湿润，24 小时内冷敷，24 小时后热敷。2 天后评价两组患儿的治疗效果。

【评价指标】

局部红肿和疼痛消失，硬结吸收变软，局部皮肤颜色及弹性恢复正常。

有效：局部红肿和疼痛疾病消失，硬结基本变软，局部皮肤颜色基本恢复正常；无效：局部红肿、疼痛均无改善。

【治疗结果】

云南白药组的总有效率为 100%，对照组的总有效率为 78.2%。两组相比有统计学意义（$P<0.01$）。

（2）蒋瑞芹，耿喜娥等[2]用食醋调和云南白药，外敷，每

134

隔 4 ~ 6 小时滴食醋于纱布上，每天换药 1 次，5 ~ 15 天后硬结可消。卜秀芹，卜文红[3]、王立青，刘顺杰[4]、夏洁，于丽[5]等及多家杂志和医院都介绍了此方法来治疗肌注硬结，均取得了满意的治疗效果。

二、云南白药配白酒调敷

黄可，李平阁[6]使用白酒调云南白药粉直接外敷于硬结红肿部位，药糊干后即用白酒浸润，早、晚各涂药 1 次的方法，对 73 例患者进行了观察。3 天后，总有效率为 97.26%。

三、云南白药外敷配合艾灸治疗

吴凤玉[7]在治疗肌注硬结时，先用 75% 酒精擦净患处，将适量云南白药粉涂在凡士林油纱上，将药纱敷在局部硬结上，点燃艾条，使艾条燃点距离硬结点皮肤 2 ~ 3cm，在硬结区域作回旋灸或雀啄灸，1 次灸 15 ~ 20 分钟，灸完后保留药纱，用干纱布固定，每天 2 次。

【疗效标准】

显效：5 ~ 7 天，硬结、疼痛完全消失；有效：7 ~ 14 天，硬结消散或硬结范围缩小 0.5 ~ 1cm，局部压痛减轻明显；无效：14 天以上压痛稍轻，硬结不缩小。

【治疗结果】

78 例中，显效：58 例；有效：17 例；无效：3 例；总有效率为 96.2%。其中，无效 3 例均为陈旧性肌肉注射硬结，因此起效较慢。

讨　　论

中医认为硬结红肿、疼痛为气滞血瘀所致，由于局部注射了大量的药液，致使气血运行不畅；西医认为系药液未能注入肌肉

135

层而注入了皮下脂肪层，而该层血管少，吸收差，进而容易形成硬结。

云南白药活血化瘀的功效十分显著，可以有效地促进滞留药液的吸收，修复局部受伤组织，并且价格低廉，深受医护人员和患者的欢迎。

✱ 参考文献 ✱

[1] 李俊玲，任继凤，等. 云南白药加食醋治疗注射疫苗后引起红肿、硬结的疗效观察 [J]. 青岛医药卫生，2011，43 (4)：297.

[2] 蒋瑞芹，耿喜娥，等. 云南白药外用治疗肌注硬结效果显著 [J]. 医学理论与实践，2006，19 (4)：476.

[3] 卜秀芹，卜文红. 外用云南白药治疗肌注所致硬结 [J]. 医学理论与实践，2005，18 (2)：151.

[4] 王立青，刘顺杰. 云南白药外用治疗肌注所致硬结 [J]. 中国民间疗法，2004，12 (3)：55.

[5] 夏洁，于丽. 云南白药外用治疗肌注硬结 [J]. 中国民间疗法，2002，10 (7)：55.

[6] 黄可，李平阁. 云南白药加白酒调制治疗肌注硬结 73 例 [J]. 中国民间疗法，2005，13 (2)：46~47.

[7] 吴凤玉. 云南白药外敷加艾灸治疗肌肉注射硬结 [J]. 广西中医学院学报，2007，10 (1)：44~45.

第七节　静脉炎及注射性静脉损伤

静脉炎系由多种原因引起，而注射性静脉损伤一般是由于一根血管长期反复穿刺所引起的局部感染，或者由于静脉内长期放置塑料管而引起的化学性炎症反应，或将浓度较高、刺激性较大的药物注入静脉时对血管的刺激性较强引发的疾病；故该损伤是临床输液中的常见病和多发病。本文将云南白药对不同原因所导致的静脉炎及静脉损伤的治疗方法总结如下：

一、治疗化疗性静脉炎

（1）程君，李霞[1]对由于化疗并发静脉炎的 60 名患者进行了临床观察，所有患者均采用 BD 公司生产的静脉留置针静脉滴注化疗。患者随机分为两组。

【治疗方法】

先用喜辽妥外涂，面积为病损区域上下界 4cm，局部皮肤出现桃红色均匀红斑时，用 75% 酒精调云南白药外敷，每天 7~8次；面积大于病损区域上下界 2cm，涂药后用保鲜膜覆盖，胶布固定防止干燥，5 天为 1 个疗程。对照组采用 50% 硫酸镁溶液浸湿 4 层纱布敷于病变部位，湿敷面积大于病损区域上下界 2cm，每天 7~8 次。

137

【治疗结果】

两组均观察 72 小时，局部红肿、疼痛改善及静脉条索状改变消失为显效；局部红肿、疼痛改善，但仍有条索状改变为有效。实验发现，云南白药组显效 23 例，有效 6 例，总有效率为96.67%；对照组显效 10 例，有效 11 例，总有效率为 70%。

（2）鲁汉英等[2]在治疗化疗所致的Ⅲ级、Ⅳ级静脉炎患者时，对照组用生理盐水对患处清洗，0.5% 活力碘消毒，如水疱直径大于 1cm，则用注射器抽掉水疱内液体，再用活力碘消毒。用庆大霉素 8 万单位（U）、地塞米松 5mg 加生理盐水 5mL，外敷静脉炎处，用浸湿的纱布覆盖，保鲜膜包裹，每 6 小时加药 1次。云南白药组先用活力碘消毒，抽掉水疱内液体并再次消毒后，将 1g 云南白药与山莨菪碱 10mg 调和外敷，无菌纱布包扎，每天换药 1 次。

【治疗结果】

本次实验对 30 例患者进行了观察，两组的治愈率均为 100%，对照组治愈时间为 14.53 天±6.4 天，观察组为 6.57 天± 2.57 天，两组比较有显著性差异（P<0.01）。

（3）崔继春，郑黎明等[3]用白酒调和云南白药，直接外敷，使用保鲜膜固定；胡敏芝、黄石群等[4]用云南白药和地塞米松注射剂调和敷于病变处，塑料膜外包固定的方法治疗静脉炎，均取得了良好的治疗效果。

二、治疗输液导致的静脉炎

（1）孙亮[5]对 50 例静脉输液渗漏的患者进行了治疗。

【治疗方法】

云南白药组采用云南白药散剂 4g，2% 利多卡因注射剂 5mL，地塞米松注射剂 5mL，75% 酒精 3mL 混合外敷，并用 70% 酒精纱布覆盖，6 小时后清水冲洗，每天 2 次；对照组用 50% 硫酸镁湿纱布覆盖包裹，30 分钟 1 次，每天 2 次。24 小时后观察治疗情况。

【治疗结果】

实验组的总有效率为 95.84%，对照组总有效率为 72%；两者比较有显著性差异（P<0.05）。

（2）隋瑞云[6]使用云南白药治疗静脉留置针出现静脉炎的患者。

【治疗方法】

白药组用 75% 酒精将云南白药调成糊状，外敷患处，盖上 75% 酒精纱布并固定，每天更换 1 次，用药期间保持患处湿润；对照组用 50% 硫酸镁湿敷，用热水袋保温。

【治疗结果】

通过对 60 例患者的观察，发现白药组 3 天后总有效率为 96.7%，对照组总有效率为 63.3%；两组相比具有统计学意义（$P<0.01$）。

三、云南白药气雾剂治疗静脉炎

肖莹，高英[7]对 35 名静脉炎患者采用先喷红瓶气雾剂，3 分钟后喷白瓶的方法进行治疗。发现气雾剂外喷后，1~2 分钟即可止痛，5~7 天即可治愈。总有效率为 100%。

四、云南白药创可贴治疗动-静脉内瘘并发症

动-静脉内瘘是血液透析治疗的永久性血管通路，是患者的生命线，如何保护好动-静脉内瘘，延长其使用寿命，是透析护理工作的重点之一。

梁厚兴[8]将云南白药创可贴使用在这一领域，对 37 例患者进行了观察，所有患者内瘘均使用 6 个月以上，具体使用方法如下：

139

【治疗方法】

透析结束后，先用无菌干棉签擦干净穿刺口周围的渗血，用碘伏对周围皮肤消毒，将云南白药创可贴药心紧贴于穿刺口上，分离内瘘针与管道，用小方纱包裹内瘘针末端，动脉端接生理盐水回血后分离静脉端管道与内瘘针，用 2mL 无菌注射器抽生理盐水 2mL，顶回动脉端内瘘针内血液。取 2 块方纱，对折为三折后置于穿刺口上，左拇指按压穿刺口，其余四指握手背，右手迅速拔针，用胶布固定方纱。

【治疗结果】

37 例患者中，35 例拔针后按压 30 分钟无渗血，2 例需按压 45 分钟，总体按压时间减少了 5~130 分钟；22 例患者穿刺口瘢

痕、硬结减小、软化，无瘘口感染、血管狭窄发生。

五、治疗静脉输液后的局部胀痛

输液时所用的部分药物如氯化钾、红霉素等具有很强的刺激性，因此，有许多患者使用后会出现局部肿胀疼痛，严重者可能会因为疼痛难忍而拒绝用药。为此，宫静、王伟志等[9]在输液后用白酒调和云南白药外敷静脉穿刺局部的方法治疗局部胀痛，取得了良好的治疗效果。

讨　　论

静脉疾病多由于患者在输液过程中，药物、输液管等对血管反复刺激和损伤而形成的并发症，是临床上较为常见的疾病，云南白药可以提高血小板的活性，从而减少出血量；能够促进碱性成纤维细胞生长因子和血管内皮因子的表达，从而加速血管的修复功能；对角叉菜胶、化学致炎剂及棉球肉芽肿等致炎因子造成的动物炎症模型均有对抗作用；能够降低痛阈值、减少疼痛；因此其在治疗静脉炎及相关疾病上能够有效地减轻患者痛苦，并能够加速组织和血管的愈合，有效地缩短病程，值得临床推广。

❋ 参考文献 ❋

[1] 程君，李霞．喜辽妥外涂配合云南白药外敷治疗化疗性静脉炎的效果 [J]．青岛医药卫生，2011，43（5）：347~348.

[2] 鲁汉英，闻曲，等．云南白药联合山莨菪碱治疗化疗性静脉炎效果观察 [J]．护理学杂志，2007，22（20）：62~63.

[3] 崔继春，郑黎明，等．云南白药浸液外敷治疗5-氟尿嘧啶引起的色素沉着和静脉炎 [J]．中国厂矿医学，2008，21（6）：658.

[4] 胡敏芝，黄石群，等．云南白药加地塞米松外敷治疗PICC

所致静脉炎的疗效观察 [J]．右江医学，2006，34（3）：
332～333.

[5] 孙亮．云南白药粉外敷治疗静脉输液渗漏的疗效观察 [J]．
河南职工医学院学报，2011，23（3）：310～311.

[6] 隋瑞云．乙醇加云南白药湿敷治疗静脉留置针所致静脉炎
60 例效果观察 [J]．齐鲁护理杂志，2010，16（27）．

[7] 肖莹，高英．云南白药气雾剂治疗静脉炎疗效观察及护理
[J]．中国老年保健医学，2009，7（4）：146.

[8] 梁厚兴．云南白药创可贴应用于动-静脉内瘘并发症的效果观
察与护理 [J]．医学信息，2010，23（11）：4352～4353.

[9] 宫静，王伟志．云南白药治疗静脉输液后局部胀痛 58 例
[J]．中国民间疗法，2002，10（3）：54.

第八节　肿瘤治疗中的运用

141

肿瘤患者多伴有剧烈疼痛，在治疗过程中，手术、PICC 穿
刺等也对患者造成许多痛苦，云南白药具有良好的镇痛、抗炎和
加速伤口愈合的作用，在临床上也可在肿瘤治疗中运用。

一、用于 PICC 穿刺

（1）孙丹君[1]将 30 例恶性肿瘤且无 PICC 禁忌证的患者，
随机分为两组，云南白药组在对照组常规穿刺治疗的基础上，用
云南白药粉 0.1g 均匀覆盖穿刺点，纱布覆盖，无菌敷贴将"S"
形导管固定，尾端将固定翼固定好。完毕后拍 X 射线片确定导
管位置，记录穿刺时间、日期、PICC 型号、植入长度、穿刺血
管名称，穿刺过程是否顺利。

【疗效标准】

有效：穿刺点未见异物肉芽肿形成；无效：穿刺点见局部异物肉芽肿形成。

【治疗结果】

云南白药组总有效率为 93.3%；对照组总有效率为 20%，两组比较具有统计学意义（$P<0.05$）。

（2）何小玲、白欣欣等[2]对 24 例肿瘤术后化疗者进行了治疗观察，所有患者均采用 PICC（经外周中心静脉置管）。

【治疗方法】

常规消毒穿刺点，待干后将云南白药胶囊 1 粒分开，取其粉末，撒于出血处，用棉签均匀地抹开，达到穿刺点周围 0.5cm 处，用 1 块明胶海绵覆盖，再用美国 3M 透明敷贴固定，并注明操作日期及时间。

【治疗结果】

24 例患者全部痊愈，治疗天数最长 1 天，最短 5 小时。

二、治疗术后并发瘘口

付维明[3]对 9 例肿瘤切除术后并发瘘口的患者进行了治疗，其中，喉癌全喉切除 3 例，腮腺混合瘤 6 例。

【治疗方法】

先用 3% 双氧水（过氧化氢），75% 酒精将瘘口周围清洗干净，特别是一些干痂皮样物要小心刮掉，露出新鲜组织。用云南白药直接倒在瘘口上，药量要稍多，尽量将药粉压入瘘口内。腮瘘病例要加压包扎。全部病例辅以口服维生素 C、维生素 B_1、ATP 等。咽瘘病例隔天换 1 次药，腮瘘病例 7 天换 1 次药。

【治疗结果】

咽瘘病例中，2 例经 4 次换药，1 例经 6 次换药后瘘口封闭，用探针不能探入，周围皮肤颜色正常，吞咽进食时无分泌物溢出；6 例腮瘘中，2 例经 2 次换药，3 例经 3 次换药，1 例经 4 次换药后瘘口封闭，局部无明显肿胀，无唾液渗出。全部病例经上述处理后，3 个月至 2 年内复查均未见瘘口复发。

讨　　论

云南白药能够有效地加速伤口愈合，减轻炎症反应，PICC 穿刺后因放置时间较长，易引发感染，除了穿刺时要求严格无菌操作外，使用云南白药可减少炎症的发生，并可有效地促进手术伤口的愈合。云南白药由于镇痛作用显著，使用方便，在癌症晚期还可有效地缓解疼痛。

❈ 参考文献 ❈

[1] 孙丹君. 云南白药在 PICC 置管后预防穿刺点异物肉芽肿形成的效果观察 [J]. 中国实用护理杂志，2010，26 (7)：69.

[2] 何小玲，白欣欣. 云南白药和明胶海绵用于 PICC 穿刺部位止血 [J]. 医学信息，2010，23 (11)：136.

[3] 付维明. 云南白药在头颈肿瘤术后瘘口的应用 [J]. 现代肿瘤医学，2006，12 (3)：237.

143

第九节　前列腺疾病

前列腺是男性生殖泌尿系统中最常出现问题的部位，常见于各年龄段的男性。前列腺炎可分为急性及慢性。通常是由身体其他部位的细菌感染入侵前列腺所致。前列腺炎可完全或部分阻碍尿液由膀胱流出，导致尿液滞留。如此造成膀胱膨胀、衰弱、易受感染，因积存尿液里的细菌增加。膀胱感染容易经由输尿管传至肾脏。

云南白药凭借止血、抗炎、镇痛、愈伤的疗效和可靠的安全性，得到了临床医师的广泛使用。

一、用于前列腺电切术

北京大学第一医院、北京大学泌尿外科研究所、中国协和医科大学、北京协和医院、四川大学华西医院等[1] 8 个中心共同开展了云南白药胶囊用于前列腺增生患者，前列腺电切术中止血的临床研究，实验共入选了 203 例，云南白药组 101 例，安慰剂组 102 例。

【服药方法】[2]

两组均从术前 3 天起口服云南白药胶囊或安慰剂胶囊，1 次 2 粒，每天 4 次，疗程 3 天。如果患者手术于当日下午进行，则术前 6 小时加服 2 粒。两组在服药、术中及术后均不应用任何影响止血、凝血药物。

【治疗结果】

两组患者在出血总量和出血强度上具有显著差异（$P < 0.05$），白药组明显少于对照组。

二、治疗慢性前列腺炎及前列腺痛

罗辉宁[3] 用左氧氟沙星口服 3 ~ 7 天，之后加服云南白药胶囊的方法治疗前列腺炎，疗程为 3 周，取得了 88% 的总有效率。

许崇伟，丁明青等[4] 采用口服酚苄明的同时，配合热水坐浴 30 分钟后经直肠给云南白药胶囊 2 粒，每天 2 次的方法治疗前列腺痛，治疗的总有效率为 88.7% 。

讨　　论

在围手术期使用云南白药既可以减少术中术后出血，又能加速术后伤口愈合。同时，由于云南白药活血抗炎的效果显著，在治疗前列腺炎及前列腺痛等疾病时，可以促进患处的血液循环，增强抗菌药物的疗效，值得临床推广。

❋ 参考文献 ❋

［1］李宁忱，潘柏年，等．云南白药胶囊减少经尿道前列腺电切术中出血的临床研究［J］．中医学杂志，2007，87（15）：1017～1020．

［2］余志海，魏强，等．云南白药胶囊减少经尿道前列腺电切术中出血的随机双盲对照实验［J］．中国循证医学杂志，2006，6（1）：14～16．

［3］罗辉宁．左氧氟沙星联合云南白药周期性治疗慢性前列腺炎体会［J］．中外医疗，2010，29（4）：105．

［4］许崇伟，丁明青，等．云南白药胶囊直肠给药配合酚苄明治疗前列腺痛［J］．中成药，2002，24（6）：480～481．

第七章 妇科的应用

第一节 宫颈炎

宫颈炎（cervicitis）为妇科常见的疾病，多发生于生育年龄的妇女。老年妇女也有随阴道炎而发病的。宫颈炎主要表现为白带增多，呈脓性，或有异常出血，如月经间期出血、性交后出血等。常伴有腰酸及下腹部不适。

目前，在临床治疗上，对于病情较为严重的患者，普遍采用物理疗法，对炎症处组织予以清除，并且用云南白药来加速手术面的愈合，具体使用如下：

一、和 LEEP 刀配合使用

（1）陈珏[1]对 100 例宫颈炎患者进行了治疗观察。其中宫颈炎 I 度 20 例，II 度 70 例，III 度 10 例；其中，已婚未育患者 20 例，已婚已育患者 80 例。将患者随机分为两组进行治疗。

【治疗方法】

两组都积极采用 LEEP 刀（美国飞尼思生产，型号 QUAN 7M2000）治疗：月经干净后 1 周，禁性生活，常规麻醉消毒，术前排空膀胱，膀胱截石位，应用 3 号窥阴器暴露宫颈，用 LEEP 环行刀从宫颈 12 点处顺时针方向 360°环形切除宫颈炎性疾病面组织，范围超过病变边缘 0.3cm，并尽量保证环形标本完整性。切割深度 0.5cm 左右，根据炎症深度呈线形或深锥形切除。术毕白药组先将云南白药粉倒入甲硝唑凝胶剂瓶前端插管内，再挤瓶中凝胶，则药粉药胶均匀喷涂于创面，以后每周用药

1 次，对照组不用药物。

【治疗结果】

白药组 50 例中，显效 40 例，有效 10 例，总有效率为100%；对照组中，显效 30 例，有效 10 例，无效 10 例。两组比较具有统计学意义（$P<0.05$）。并且白药组比对照组出血量明显减少（$P<0.05$）。

（2）辛桂艳[2]同样用 LEEP 刀配合云南白药的方法对 124 例宫颈炎患者进行了治疗观察。

【治疗方法】

患者于月经干净后 3～7 天来院治疗，取其膀胱截石位，常规消毒，暴露宫颈，根据病变情况选择不同的探头，宫颈糜烂用环形 LEEP 刀；宫颈腺囊肿和宫颈息肉则将针形 LEEP 刀刺入囊肿内和息肉基底部，治疗至囊壁组织或息肉基底部白色凝固变性（LEEP 刀输出频率为 3.8 兆赫，切割病变部位），然后用喉头喷雾器对电烙创面均匀喷雾云南白药粉剂 1 次。并于术后 2 周来医院喷涂 1 次，口服抗生素 1 周，嘱患者如阴道流血多于月经量须随诊，必要时可行阴道内填塞纱布 24 小时压迫止血。禁性生活及盆浴 3 个月。术后 3 周、6 周、8 周随访，记录阴道排液量、阴道出血时间，检查宫颈创面愈合程度及症状改善情况。主要观察宫颈痂膜脱落情况，阴道分泌物情况及宫颈恢复情况。于术后 2 个月、3 个月各复查 1 次，术后半年复查 TCT。

【治疗结果】

124 例患者中，113 例术后阴道分泌物增多持续 2 周左右消失，6 例持续 3 周，5 例于术后 10 天左右出现脱痂出血。均无感染症状，无一例宫颈粘连及狭窄。

二、和微波配合治疗

（1）闫长征[3]用甲硝唑凝胶加云南白药配合微波治疗宫颈

炎，将 126 例患者随机分为两组，进行治疗观察。

【治疗方法】

两组均常规检查治疗，使用 ECO–100f 型多功能微波手术治疗仪，将病变组织烧灼掉。白药组先将云南白药粉倒入甲硝唑凝胶剂瓶前端插管内，再挤瓶中凝胶，使药粉药胶均匀喷涂于创面，1 周 1 次。对照组不用药物。

【治疗结果】

云南白药组治愈 55 例，好转 8 例，无效 0 例；对照组治愈 45 例，好转 15 例，无效 3 例。两组比较在白带正常、术后出血、糜烂面变化等均具有统计学意义（$P<0.05$）。

（2）闫丽华，张海燕等[4]也使用云南白药辅助微波对 110 例患者进行了观察，发现使用云南白药后效果更好。

三、和超声联合治疗

袁小芳，杨玲玲等[5]对 200 例宫颈炎患者进行了治疗观察，将病人随机分为两组。

【治疗方法】

两组病人均于月经干净后 3~7 天内，采用重庆聚焦超声治疗仪治疗宫颈病变处，使病变处紫暗、凹陷。A 组（白药组）治疗结束时及术后第 3 天、7 天、14 天分别在宫颈表面涂云南白药，B 组（对照组）于上述同样时间涂呋喃西林粉。两组术后 6 周、10 周、14 周、18 周时各复诊 1 次，观察并记录阴道排液量、出血时间，检查宫颈创面愈合程度。

【治疗结果】

云南白药组阴道出血量、阴道排液时间及创面愈合时间上均明显小于对照组，两组比较具有极显著差异（$P<0.01$）。

讨　论

宫颈炎是临床上的妇科常见疾病，随着医疗手段的更新，目前临床上多采用物理治疗的方法来治疗。云南白药具有止血、愈伤的良好功效，临床上用来促进宫颈炎手术后的创面愈合，效果显著。

✤ 参考文献 ✤

［1］陈珏.LEEP 联合药物治疗宫颈炎性疾病的临床观察［J］.医学信息，2011，24（9）：6092～6093.

［2］辛桂艳.LEEP 术配合云南白药治疗慢性宫颈炎 124 例临床观察［J］.航空航天医学杂志，2011，22（5）：552.

［3］闫长征.甲硝唑凝胶加云南白药用于微波治疗宫颈炎观察［J］.中国社区医师，2011，13（10）：96.

［4］闫丽华，张海燕.云南白药粉辅助微波治疗宫颈炎的临床观察［J］.中国医学创新，2011，8（22）：22～23.

［5］袁小芳，杨玲玲，等.聚焦超声联合云南白药治疗宫颈炎的体会［J］.实用中西医结合临床，2010，10（1）：68.

149

第二节　宫颈糜烂

通常所说的宫颈糜烂其实是慢性宫颈炎的一种常见表现。有的患者以为宫颈糜烂真的是组织溃烂而特别担心，其实并非如此。由于慢性炎症长期不愈，宫颈表面的原有鳞状上皮脱落，被宫颈管内的柱状上皮增生所覆盖，外观呈红色颗粒状，有人就用"糜烂"来形容。

目前，临床上多用微波、冷冻、激光等方法来治疗，目的是将糜烂面的柱状上皮破坏，使其坏死、脱落后，为新生的鳞状上皮覆盖表面创造条件。而云南白药具有良好的止血、愈伤功效，能够有效地减少出血和加速伤口愈合，因此，临床上也可用来促进宫颈糜烂物理治疗后创面的愈合。具体应用如下：

一、单独使用云南白药

（1）胡红梅[1]对 120 例宫颈糜烂患者进行了治疗观察。

【治疗方法】

两组患者均于月经干净后 3 ~ 7 天进行微波治疗。白药组先用微波输出功率为 40W 的治疗探头，按宫颈口—颈管下唇—颈管上唇—宫颈左右两侧顺序，依次烧灼糜烂面，烧灼范围应超过糜烂边缘 2mm。糜烂面烧灼后颜色以焦黄为宜。术毕将云南白药粉喷于创面，隔日 1 次，共 6 次。对照组单纯应用微波治疗，方法同治疗组。两组患者禁性生活及坐浴 8 周。

疗效评定标准：治愈：糜烂面消失，宫颈光滑，临床症状消失；显效：糜烂面积缩小 75% 或重度转为中度，中度转为轻度，临床症状消失或减轻；有效：糜烂面积缩小 <50%，临床症状减轻；无效：宫颈糜烂及临床症状均无变化。

【治疗结果】

白药组治愈率为 81.7%，对照组为 70%，差异具有统计学意义（$P<0.05$）。

（2）汤海霞[2]对 82 例宫颈糜烂微波术后创面结痂出血较多者进行了治疗观察。

【治疗方法】

患者在微波治疗后发生出血就诊时，用窥阴器轻轻打开阴道，充分暴露宫颈后，先用 10% 的新洁尔灭棉球轻轻擦净，找到结痂脱落出血处。白药组：用云南白药粉（云南白药胶囊 4 粒去壳），均匀撒于消毒纱布一面，紧敷于出血处，并用填塞，嘱 24 小时后自行取出纱布，如发现仍出血，再继续敷云南白药粉，每天 1 次，直至血止。对照组：用 2 块明胶海绵直接敷于出血处，再用消毒纱布填塞，其余操作步骤与治疗组相同。

【治疗结果】

白药组 42 例中，2 天内止血的有 19 例，4 天内止血的有 15 例，总有效率为 80.9%；对照组 40 例中，2 天内止血的有 9 例，4 天内止血的有 11 例，总有效率为 50%。两组比较具有显著差异（P<0.05）。

（3）金玉莲，卢阳华[3]；牛素芳[4]也使用云南白药和微波联合治疗宫颈糜烂，分别取得了 96% 和 100% 的治疗效果。

此外，黎忠萍[5]使用云南白药气雾剂配合微波治疗宫颈糜烂，郝银波[6]使用波姆光和云南白药联合治疗宫颈糜烂均取得了良好的治疗效果。

二、联合甲硝唑治疗

（1）董静[7]对 96 例宫颈糜烂患者进行了治疗观察。

【治疗方法】

对照组于月经干净后 3~7 天内，无菌条件下采用妇科炎症微波治疗仪（功率 60~80W），根据糜烂面大小及深度选择探头及与糜烂面接触治疗时间；将探头直接接触糜烂面电灼，至糜烂面变成均匀的黄白色，烧灼面积超过糜烂面边缘 2mm，烧灼面平整无出血，创面涂抹碘伏。白药组在微波治疗后，用棉签蘸少许云南白药和甲硝唑 1 片（0.2g）碾碎混合的粉剂，均匀涂于创面，隔日上药 1 次，8~10 次为一个疗程。术后随访 6~8 周，记录阴道排液量、持续时间，观察术后出血及创面愈合情况。

【治疗结果】

白药组 48 例中，治愈 28 例，总有效率为 95.83%；对照组 48 例中，治愈 20 例，总有效率为 87.5%。两组比较具有显著差异（$P<0.05$）。

（2）燕英，田广兰[8]；徐怡侠[9]也使用甲硝唑联合云南白药来促进宫颈糜烂的术后恢复，均取得了总有效率100%的治疗效果。

三、和其他药物联用

（1）林凯云[10]将254例宫颈糜烂轻度、中度、重度患者随机分为两组进行治疗。

【治疗方法】

采用CYPⅢ微波综合治疗仪，根据病变情况的不同选择不同的探头，手术时间为月经干净后3~7天之内，3天内无性生活，患者取膀胱截石位，以0.2%碘伏消毒外阴及阴道，暴露宫颈局部消毒，以干净棉球拭净分泌物，使病变范围更清晰，将微波探头表面涂一层碘甘油，防止探头移动已凝固变性的组织，减少出血机会，首先自宫颈下层开始，由宫颈外口向外扩展到正常部分0.5~1cm，将探头直接接触糜烂面，稍加压，持续2~3秒钟，局部组织呈黄白色，凝固变性，最后处理宫颈外口。手术完成后，治疗面用特制带尾线的棉球，均匀涂上碘伏和云南白药粉末的混合物，置于宫颈创面上（嘱患者6~8小时后，自行将棉球取出，隔天敷药1次，一般敷药3~4次）。告知患者术后1个月内禁止骑自行车及剧烈运动，以免创面伤口出血，2个月内禁止性生活、盆浴、阴道冲洗；告知患者术后1个月内阴道会有黄水样分泌物或少量血性分泌物，属正常现象，不需做特殊处理，保持外阴清洁；注意观察有无异常阴道出血情况，如量多，流鲜血，应及时就医。随诊时间为1~2个月。

【治疗结果】

白药组总有效率为98.4%；对照组总有效率为87.4%，两组比较具有显著差异（$P<0.05$）。

152

（2）欧阳璐璐[11]使用外用锡类散，口服云南白药的方法联合激光的方法，对120例宫颈糜烂患者进行了治疗，总有效率为98.3%。

（3）此外，在临床上还有使用西瓜霜[12]、土霉素[13]、双料喉风散[14]、妇炎灵[15]等药物和云南白药合用，用于物理治疗后，宫颈黏膜愈合的促进；使用消糜栓[16]、妇科千金胶囊[17]和云南白药合用，直接治疗宫颈糜烂，均取得了良好的治疗效果。

讨　　论

使用微波等手术治疗宫颈糜烂，具有操作方便、易于掌握、手术时间短、治愈率高、患者容易接受等优点。但由于女性生殖道黏膜表面生长有大量厌氧菌，大部分是条件致病菌，微波治疗有可能造成局部组织损伤、水肿，使组织供血中断或明显减少，以及宫内残留坏死组织等，均可促进厌氧菌生长；且单纯物理治疗后，被破坏的创面有大量血性分泌物溢出，愈合时间也较长，有可能继发感染。云南白药具有活血、止血、抗炎、促进伤口愈合的功效，对金黄色葡萄球菌、大肠杆菌、绿脓杆菌及白色念珠菌等有抑制作用，能够减少创面出血，缓解局部水肿，加速创面愈合，因此，临床上可用于促进宫颈糜烂的术后愈合。

153

❈ 参考文献 ❈

［1］胡红梅. 云南白药联合微波治疗宫颈糜烂疗效观察［J］. 临床合理用药，2011，4（6B）：53～54.

［2］汤海霞. 云南白药治疗宫颈糜烂微波术后出血42例［J］. 湖北中医杂志，2010，32（10）：47.

［3］金玉莲，卢阳华. 微波联合云南白药治疗慢性宫颈糜烂100例的疗效［J］. 实用临床医学，2010，11（12）：71～72.

［4］牛素芳. 云南白药与微波联合治疗宫颈糜烂的临床观察

[J]. 中国实用医药, 2011, 6 (3): 182.

[5] 黎忠萍. 微波配合云南白药喷雾剂治疗宫颈糜烂疗效观察 [J]. 中国现代药物应用, 2009, 3 (17): 127～128.

[6] 郝银波. 云南白药与波姆光治疗宫颈糜烂 [J]. 基层医学论坛, 2009, 13 (9): 863～846.

[7] 董静. 微波联合云南白药和甲硝唑治疗宫颈糜烂 48 例 [J]. 中国药业, 2011, 20 (10): 74.

[8] 燕英, 田广兰. 官颈消融术配合云南白药加甲硝唑治疗宫颈糜烂 [J]. 中国中医药咨询, 2011, 3 (19): 83.

[9] 徐怡侠. 甲硝唑泡腾片、云南白药联合波姆红外光治疗宫颈糜烂的疗效观察 [J]. 社区医学杂志, 2008, 6 (9): 13～14.

[10] 林凯云. 碘伏联合云南白药配合微波治疗宫颈糜烂 254 例疗效观察 [J]. 中国实用医药, 2010, 5 (24): 145～146.

[11] 欧阳璐璐. 外用锡类散及口服云南白药联合激光治疗宫颈糜烂的效果观察 [J]. 中国实用医药, 2010, 5 (9): 151～152.

[12] 刘素芹. LEEP 刀联合云南白药和桂林西瓜霜治疗宫颈糜烂的临床观察 [J]. 齐齐哈尔医学院学报, 2011, 32 (13): 2067～2077.

[13] 钟爱明, 王舜华, 等. 射频消融联合云南白药及土霉素治疗宫颈糜烂 200 例分析 [J]. 中国社区医师, 2008, 24 (345): 29.

[14] 杨珍花. 云南白药和双料喉风散联合治疗宫颈糜烂 75 例疗效观察 [J]. 中国民族民间医药, 2008.

[15] 聂成林. 微波配合云南白药妇炎灵治疗宫颈糜烂的疗效观察 [J]. 中国社区医师, 2010, 12 (25): 155.

[16] 荆红波. 消糜栓联合云南白药治疗宫颈糜烂 150 例 [J].

临床医学，2008，28（5）：77～78.

[17] 李义松. 云南白药联合妇科千金胶囊治疗宫颈糜烂120例
[J]. 广西中医药，2011，34（3）：21～22.

第三节 促进妇科手术后伤口愈合

云南白药具有良好的止血效果，在围手术期使用可以降低病人的出血量，减少手术风险，因此云南白药在妇科手术中临床上也经常使用，具体方法如下：

一、用于宫颈上皮内瘤样病变切除术

杨谢兰，卢玉波等[1]对121例宫颈上皮内瘤样病变患者进行了手术治疗，将患者随机分为两组。

【治疗方法】

155

两组均行宫颈冷刀锥切术，均在月经后3～7天手术。静脉全麻加宫颈局部注射利多卡因，于病灶外0.5cm做环形切口并向颈管方向锥形切除病变宫颈，锥高2～2.5cm。对照组电灼后采用改良sturmdorf法缝合成形，用0号微桥线在宫颈上下左右内翻缝合，共4针，缝合后可顺利通过6号扩宫棒，阴道酌情填塞纱条。白药组电灼后以云南白药粉4g创面喷洒，纱条紧密填塞，24～48小时后拔出；术毕留置导尿管，拔纱条同时拔尿管；术后常规使用抗生素3～5天；住院观察6～7天。术后第2个月行第1次随访，以后每3～6月随访1次，随访2年；从第2次开始，每次均进行细胞学检查和人乳头瘤病毒（HPV）检测，异常者再行阴道镜检查。

【治疗结果】

云南白药组在术中出血量、术后出血量、手术历时、术后出血时间、阴道排液时间上均明显少于对照组（$P<0.01$）。

二、用于会阴侧切伤口

丁洁，尹姣[2]对240例自然分娩行会阴侧切术且无妊娠并发症的初产妇进行了治疗观察，将产妇随机分为两组。

【治疗方法】

两组产妇会阴侧切术后用肠线缝合黏膜及皮下组织皮肤，5天后拆线。护理期间常规用0.1%新洁尔灭擦洗会阴，将分泌物及血痂充分清洗干净。实验组取云南白药0.5~1g，用75%酒精调成糊状外敷于侧切口处，用量以覆盖切口一薄层为宜，其上覆以2块无菌纱布后胶布固定，每天更换2次，连续5天。对照组术后应用50%硫酸镁湿敷侧切口，其余步骤相同。两组均于术后5天观察疗效。

【治疗结果】

两组会阴伤口在肿胀程度、疼痛程度、愈合程度上，白药组均好于对照组（$P<0.01$）。

三、用于宫颈环切术后脱痂期出血

吴瑛[3]对76例行LEEP刀宫颈环形电切术，术后脱痂期出血的患者进行了治疗观察，将患者随机分为两组。

【治疗方法】

止血方法：患者外阴及阴道常规消毒，对照组：用0.5%活力碘对宫颈创面消毒，直接用2块（重叠为8层）无菌纱布压迫，同时给予口服抗生素积极抗感染治疗；白药组：用0.5%活力碘对宫颈创面消毒，无菌棉花擦干创面，取1.0g左右的云南白药粉剂均匀外敷于创面，用2块（重叠为8层）无菌纱布压迫止血。嘱患者少动多休息，尽量避免负重，禁止骑自行车，严格禁止性生活。

观察方法：于治疗后1天、2天、3天、4天、5天进行创面检查，观察纱布血染情况、创面出血情况，对出血未止的部分患者，继续上述治疗过程，于2周后复诊，查看2次脱痂后的创面。

【治疗结果】

白药组38例患者在4天之内全部止血，总有效率为100%；对照组有16例无效，总有效率为57.9%。

四、用于隆乳术止血

商慧娟，宋建星等[4]对56例隆乳患者进行了治疗观察。将患者随机分为两组。

【治疗方法】

白药组术前3天口服云南白药，1次0.5g，每天3次，对照组按上述方法口服空白淀粉胶囊。

手术均由主任医师操作。麻醉：全麻+局部肿胀麻醉（肿胀液的配制：在500mL生理盐水中加入2%利多卡因10～15mL，盐酸肾上腺素0.5mg），手术采用腋窝切口入路，胸大肌后间隙放置毛面硅凝胶假体180～250mL，术后留置引流24～48小时。麻醉师于术中常规采用控制性降压，维持平均动脉压于60mmHg（1mmHg=0.133kPa）以上，术后血红蛋白（HGB）<90g/L或红细胞压积（HCT）<27%即给予输血。记录术中失血量、入液量、术后血红蛋白、红细胞压积，计算患者住院期间总失血量、总入液量。

【治疗结果】

白药组在失血量上明显少于对照组（$P<0.05$）。经过对患者凝血酶原时间的测定，发现白药组明显少于对照组（$P<0.05$）。

157

五、用于子宫切除术后阴道残端晚期出血

余晓，俎德学等[5]也采用云南白药外敷的方法，治疗观察了41例患者，其中残端息肉29例，阴道残端炎9例，残端炎并息肉2例，残端肠线溶解、松动1例。将患者随机分为两组。

【治疗方法】

白药组：患者取膀胱截石位，先用1% PVP-I液（聚维酮碘溶液）擦洗阴道及残端，干棉球拭干阴道内血性分泌物及血液（有息肉者先摘除，并拆除线结），再将云南白药药粉倒于压舌板头侧，将其伸入阴道达残端下方，用大棉签将云南白药药粉扫至阴道残端上并压迫1分钟，此后如再有出血者，隔日可按上法重复上药，一般治疗1～3次即血止。对照组：静脉滴注止血敏（酚磺乙胺）、止血芳酸（氨甲苯酸）或立止血（巴曲酶）等止血药物及阴道纱布填塞治疗。

【治疗结果】

云南白药组22例中，痊愈19例（86.4%），显效3例；对照组19例中，痊愈10例（52.6%），显效6例，无效3例。白药组痊愈率明显优于对照组（$P<0.01$）。

讨　　论

云南白药止血效果优秀，用于手术中可以明显地减少患者出血，减少手术时间，有利于患者伤口的愈合，既减少了手术中的风险，又可以节省患者的医疗费用，值得临床上推广。

✽ 参考文献 ✽

［1］杨谢兰，卢玉波．云南白药粉在宫颈冷刀锥切术中的临床运用［J］．中国实验方剂学杂志，2012，18（19）：300～301.

［2］丁洁，尹姣．酒精调云南白药湿敷治疗会阴侧切伤口的疗效

观察［J］.空军总医院学报，2010，26（2）：110～111.

［3］吴瑛.云南白药治疗宫颈环切术后脱痂期出血的效果观察
　　　［J］.中国民族民间医院，2011，20（16）：36～38.

［4］商慧娟，宋建星，等.预防性应用云南白药对减少隆乳手
　　　术出血的效果研究［J］.临床军医杂志，2009，37（4）：
　　　568～570.

［5］余晓，俎德学，等.云南白药局部外敷治疗术后阴道残端出
　　　血［J］.浙江中西医结合杂志，2006，16（10）：637～638.

第四节　乳腺炎

乳腺炎是指乳腺的急性化脓性感染，是产褥期的常见病，也是引起产后发热的原因之一，最常见于哺乳妇女，尤其是初产妇。哺乳期的任何时间均可发生，而哺乳的开始最为常见。

发病原因多为乳汁的淤积或细菌的侵入，中医上认为是由于肝郁气滞，胃热壅盛，经络阻滞以致乳汁不通，气血失调而致。云南白药具有活血化瘀、清热解毒的功效，因此，临床上可用来治疗乳腺炎，具体用法如下：

一、配合红外线照射治疗

（1）邓葭，刘小白[1]对75例急性乳腺炎患者进行了治疗观察，将患者分为观察组40例和对照组35例。

【治疗方法】

对照组用青霉素类抗菌药加外敷鱼石脂软膏，白药组用75%的酒精将白药粉调成糊状外敷患处，再用红外线照射，照射时用无菌巾覆盖周边皮肤，1次照射15～20分钟，距离为30～35cm，每天1次。两组炎症轻者允许婴儿吸吮，炎症重者停止

哺乳，排空乳汁。

【治疗结果】

白药组总有效率为100%，对照组总有效率为94%，两组比较具有显著性差异（$P<0.05$）。

（2）许雪叶[2]也采用了相同的方法，对38例乳腺炎患者进行了治疗，取得了100%总有效率的治疗效果。

二、单用云南白药治疗

（1）林英，方瑜雯[3]对13例患者进行了治疗。

【治疗方法】

取云南白药粉4g，保险子1~2粒研成细粉末，将两药混合均匀，再加入适量的凡士林调成糊状，外敷患处，并用消毒纱布进行包扎。每天换药1次，直至痊愈。如合并有高热或疼痛难忍的患者，可选择适当的解热止痛药，口服或肌注。

【治疗结果】

患者均在2~5天痊愈，有效率为100%。

（2）简寄萍，谭桉[4]使用相同的方法观察治疗了40例患者，取得了97.5%的总有效率。

（3）洪涛[5]也采用了类似的方法：将保险子1~2粒研成细粉，和白药粉4g混合，用凡士林调糊外敷患处，消毒纱布包扎，每天换药1次。并用微波热疗30分钟，每天2次，并排空乳汁的方法治疗乳腺炎，总有效率为96%。

讨 论

在急性乳腺炎的治疗上，现代医学一般给予抗生素治疗，但使用抗生素须停止哺乳而影响婴儿，因此，在治疗上如采用中药外敷或外敷加理疗的方法，更易于被患者接受。

160

✲ 参考文献 ✲

[1] 邓葭，刘小白．中药外敷加理疗治疗早期急性乳腺炎的护理 [J]．求医问药，2011，9 (4)：97.
[2] 许雪叶．云南白药联合红外线照射治疗哺乳期乳腺炎 [J]．中国当代医药，2010，17 (19)：112.
[3] 林英，方瑜雯．云南白药联用保险子治疗急性乳腺炎临床观察 [J]．时珍国医国药，2006，17 (8)：1416～1417.
[4] 简寄萍，谭桉．云南白药用于产后乳汁淤积的临床观察 [J]．医学创新研究，2008，5 (32)：133～134.
[5] 洪涛．云南白药辅以微波热疗手工吸乳治疗急性乳痈 [J]．中国实用医药，2011，6 (17)：138～139.

第五节　输卵管妊娠

输卵管妊娠是因卵子在输卵管壶腹部受精，受精卵因某些原因在输卵管被阻，而在输卵管的某一部分着床、发育，发生输卵管妊娠。典型病例具有急性腹痛、短期闭经及不规则点滴阴道流血，且多有原发或继发不孕史；检查时患侧输卵管胀大压痛；内出血多时，则出现失血性休克。

在输卵管保守治疗上，临床上可使用云南白药和甲氨蝶呤配合使用，来起到增强治疗效果的作用，具体方法如下：

(1) 王芬芬[1]将 100 例未破裂型输卵管妊娠患者随机分为两组。

【治疗方法】

白药组予甲氨蝶呤 20mg 臀部肌肉深部注射，每天 1 次，共 6 次（第 1～5 天、第 7 天）；同时，于第 1 天开始口服云南白药胶囊，1次3粒，每天2次，7天为1个疗程。对照组予甲氨蝶呤肌注，治疗第8天若血绒毛膜促性腺激素（β-HCG）下降<15%，可进行第2个疗程治疗。连续治疗3个疗程后评价疗效。

观察方法：①观察血压、脉搏、呼吸、体温等生命体征及腹痛、阴道流血、肛门坠痛等情况；②疗程结束后查血β-HCG及其下降至正常所需要的时间；③每周复查B超1次，疗程结束后行阴道B超，测包块大小，计算包块直径平均值，并记录治疗第21天包块直径消失的患者，观察患者腹痛消失时间；④药物不良反应：观察用药后有无食欲减退、恶心呕吐、口腔黏膜溃疡或腹泻等情况，每1个疗程结束后，检查肝、肾功能及血常规。

疗效标准：治愈：症状消失，B超监测盆腔包块消失，血β-HCG降至正常（0.1~3.0mIU/mL）。有效：症状减轻，B超监测盆腔包块缩小，血β-HCG正常或接近正常（0.1~3.0mIU/mL）。无效：症状无变化，B超监测盆腔包块无变化或增大，血β-HCG下降不满意或上升而改用其他药物，或有破裂出血等手术指征而改为手术治疗者。

【治疗结果】

白药组总有效率为96%；对照组为76%，两组比较具有显著性差异（P<0.05）。对照两组的血β-HCG下降率及下降到正常值所需时间，包块缩小后计腹痛消失时间，白药组均优于对照组。在不良反应上白药组要少于对照组。两组比较均有显著差异（P<0.05）。

（2）刘琼[2]对68例输卵管妊娠患者使用云南白药联合甲氨蝶呤注射治疗，发现在治愈率上：白药组94.3%，对照组63.6%；血β-HCG下降水平、盆腔包块直接消退和不良反应率上，白药组均优于对照组，两组比较具有统计学意义（P<0.05）。

讨　　论

对输卵管妊娠的治疗，历来主要方法是手术，近十余年来，由于高敏感度放免测定 β-hCG 及高分辨 B 超和腹腔镜临床应用技术的开展，异位妊娠早期诊断显著提高，因此，保守手术及药物治疗在临床上使用越来越多。

中医认为，输卵管妊娠的发生是由于少腹宿有瘀滞，气血运行受阻，或先天肾气不足，运血无力，使用云南白药胶囊和甲氨蝶呤联合使用，不仅有活血化瘀、消肿散结的作用，而且有清热解毒、利湿止痛的功效，有利于包块的吸收，还可减少出血量，减轻副作用。

✲ 参考文献 ✲

[1] 王芬芬．中西医结合保守治疗输卵管妊娠临床观察［J］．中国中医急症，2010，19（4）：590～591.

[2] 刘琼．云南白药联合甲氨蝶呤治疗输卵管妊娠的临床研究［J］．中国全科医学，2010，13（10B）：3262～3264.

第六节　药物流产后止血

药物流产又称药流，是指用息隐（米非司酮片）加米索前列醇药物口服终止早期妊娠，能够在怀孕早期不需手术，而用注射、输液或服药的方法达到人工流产，具有安全、有效、方便、成功率高等优点，临床上已被广泛使用，但流产后阴道出血时间长、出血量过大，一直是临床上难以解决的问题。

云南白药止血作用显著，因此临床上可用于药流后止血，具体使用方法如下：

一、直接配合药流药物

（1）邬绍新，杨军欣等[1]对 100 例口服米非司酮配伍米索前列醇终止妊娠的患者进行了治疗观察。

【治疗方法】

连续服用米非司酮 3 天，第 3 天加服米索前列醇，白药组第 3 天开始口服云南白药胶囊及甲硝唑片，对照组第 3 天起只口服甲硝唑。两组均连续服用药物 3 天，对阴道流血量进行临床观察。

【治疗结果】

白药组 50 例患者最快 5 天内止血，7 天时所有患者均停止出血；对照组 50 例患者最快 10 天内止血，48 例患者 14 天内止血，2 例 14 天内还有少量出血。

（2）沈桂英[2]对 240 例药物流产患者进行了治疗观察，将患者随机分为两组，白药组 132 例，对照组 118 例。

【治疗方法】

早 8 点、晚 8 点各 1 次，均空腹口服米非司酮 25mg（首次加倍），连续 2 天，第 3 天早上 8 点口服米非司酮 25mg，1 小时后口服米索前列醇 6000μg，当天留院观察 6 ~ 8 小时，无论有无完整孕囊排出，均于服用米索前列醇 24 小时后，白药组口服白药胶囊 2 粒，每天 3 次，服用 5 天；对照组在相同时间内 1 次服用维生素 C200mg，每天 3 次，共 5 天，作为安慰剂，两组药流后于 7 天、15 天、40 天随访。

【治疗结果】

白药组 85.94% 的患者出血量小于或等于月经量；对照组 53.45% 的患者出血量小于或等于月经量。白药组阴道出血持续时间小于或等于 7 天的占 54.69%；对照组小于或等于 7 天的占 31.41%，两组比较具有统计学意义（$P<0.05$）。

（3）此外，在全国已有许多医师如纪伦[3]；简寄萍，谭桉[4]、李俊[5]、朱爽之[6]、张桂香[7]、王秀芝[8]等均使用云南白药减少药物流产后出血，取得了良好的治疗效果。

二、和其他中成药合用

（1）刘荣[9]对300例妇女进行了治疗观察，将患者随机分为两组。

【治疗方法】

两组均于用药第1天早晨空腹服米非司酮50mg。12小时后服25mg，用药第2天早、晚各服米非司酮25mg。用药第3天上午7点空腹服米非司酮25mg，1小时后加服米索前列醇600μg，留院观察6小时。白药组服流产药后无论有无孕囊排出，2小时后服用云南白药胶囊2粒（0.5g），每天3次；服用新生化汤冲剂1次2袋，每天2次，连续用药5天。对照组见孕囊掉出后，立即肌注催产素10U（单位）。

【治疗结果】

白药组阴道出血量小于等于月经量的患者占95.3%，对照组为84%，两组比较具有统计学意义（$P<0.01$）。10天内阴道出血终止者，白药组为76%，对照组为18.7%，两组比较具有极显著差异（$P<0.01$）。

（2）汤莉[10]、李增梅[11]等，也使用生化丸或生化冲剂和云南白药服用，来促进药流后身体恢复，发现治疗效果良好。

讨 论

云南白药能够有效地减少阴道出血量和缩短阴道出血时间，是由于云南白药能够促进血小板聚集，缩短凝血酶原时间；另外，继发性细菌感染也是药流后阴道流血的原因之一，而云南白药可以通过增加子宫基层营养性血供，以及增强体内吞噬细胞的吞噬功能，从而达到提高机体抵抗力和消炎抑菌的作用。

❋ 参考文献 ❋

[1] 邬绍新，杨军欣，等．云南白药预防药物流产后阴道流血 100 例效果观察 [J]．吉林医学，2009，30（24）：3325.

[2] 沈桂英．云南白药减轻药物流产后阴道出血的临床分析 [J]．光明中医，2011，26（10）：2042～2043.

[3] 纪伦．云南白药治疗药物流产后出血的临床观察 [J]．黑龙江医学，2004，28（1）：53～54.

[4] 简寄萍，谭桉，等．云南白药用于药物流产后阴道流血93 例 [J]．江西中医药，2008，39（12）：73.

[5] 李俊．云南白药应用于药物流产后的治疗效果 [J]．光明中医，2008，23（3）：330.

[6] 朱爽之．云南白药治疗药物流产后阴道出血的疗效观察 [J]．现代中西医结合杂志，2004，13（22）：2996～2997.

[7] 张桂香．云南白药减轻药物流产后出血的探讨 [J]．中华今日医学杂志，2004，4（2）：67～68.

[8] 王秀芝．缩宫素配伍云南白药对药物流产出血的影响 [J].黑龙江医学，2006，30（11）：841.

[9] 刘荣．云南白药加新生化汤冲剂减少药物流产后阴道出血的临床观察 [J]．中华中医药杂志，2006，21（12）：790.

[10] 汤莉．生化丸加云南白药胶囊用于药物流产的临床观察 [J]．中国初级卫生保健，2010，24（7）：37～38.

[11] 李增梅．新生化冲剂与云南白药治疗药物流产后阴道出血 93 例 [J]．中国中医急症，2005，14（7）：642～643.

第七节　功能失调性子宫出血

功能失调性子宫出血病（以下简称"功血"）是现代医学的病名，它是由于调节生殖的神经内分泌机制失常引起的异常子宫出血，而全身及内外生殖器官均无器质性病变存在。常表现为月经周期失去正常规律，经量过多，经期延长，甚至不规则阴道流血等。机体内外任何因素影响了丘脑下—垂体—卵巢轴任何部位的调节功能，均可导致月经失调。

云南白药具有良好的止血作用，临床上可用来治疗此疾病，具体方法如下：

（1）李燕[1]对40例无器质性病变、无血液性疾病的功能失调出血患者进行了治疗观察。

【治疗方法】

采用妈富隆（荷兰"欧加农"公司）和云南白药粉进行治疗，出血量少的服用妈富隆每12小时1片，出血量大的每8小时1片，同时服用云南白药粉，首日服用保险子，次日服用1次0.5g，6小时1次，共3天。妈富隆均于出血停止2天后减量，每3天减量1次，1次不超过前次的三分之一剂量，减至维持量每天1片。至止血21天时，复查血常规，若血红蛋白>90g/L，则停药。若血红蛋白<90g/L，则延长服药时间，再次酌情复查血常规，待血红蛋白>90g/L，停药。于撤退性出血的第5天开始，再次服用妈富隆，每天1片，连续服用21天停药，共3个周期为一个疗程。同时口服补血药物治疗，出血时间延长或有感染迹象的患者，加用口服抗生素3~5天。

【治疗结果】

全部患者于用药2~3天后流血明显减少或完全停止，止血有效率为100%。患者月经周期控制良好。

167

（2）沈成飞[2]等对 320 例门诊功血患者进行了治疗观察，其中青春期功血 109 例，育龄期功血 48 例，围绝经期功血 163 例，将患者随机分为两组。

【治疗方法】

采用止崩汤（止崩汤组方：党参 30g，黄芪 30g，白术 15g，茯苓 15g，当归 15g，川芎 10g，生地黄 15g，赤芍 10g，淮山药 15g，旱莲草 15g，续断 15g，贯众炭 15g，阿胶 10g，荆芥炭 15g，藕节炭 15g）配云南白药冲服。每天 1 剂，分 3 次内服。3 天为一个疗程。血止后去云南白药、荆芥炭和藕节炭，继续服用 1~2 个疗程。

对照组治疗：青春期及生育期无排卵型功血以止血、调整周期、促排卵为主，绝经过渡期功血以止血、调整周期、减少经量、防止子宫内膜病变为治疗原则。具体方法：黄体酮 20mg，肌注，每天 1 次；或安宫黄体酮（甲羟孕酮）片 8~10mg，口服，每天 1 次；出血多者，加用丙酸睾酮 25~50mg，肌注，每天 1 次，连用 3 天，并告知患者，停药后 3~7 天发生撤退性出血。青春期患者采用雌孕激素序贯疗法（人工周期），育龄期妇女有生育要求者促排卵，于月经第 5 天开始服用克罗米芬（氯米芬）片 50~100mg，每天 1 次，连服 5 天，3 个月为一个疗程，育龄期无生育要求者可选用避孕药。

【治疗结果】

治疗组的总有效率为 97.5%；对照组为 83.75%；两组比较具有统计学差异（$P<0.05$）。

讨　论

功能失调性子宫出血是一种常见的妇科病，其原因是促性腺激素或卵巢激素在释放或平衡方面的暂时性变化，临床上多采用内分泌治疗，如果在原有治疗方案上加服云南白药，可使止血效果更为立竿见影。

❋ 参考文献 ❋

[1] 李燕．功能失调性子宫出血合并中重度贫血40例临床治疗观察［J］．实用临床医药杂志，2012，16（13）：129～132．

[2] 沈成飞，岳胜难．止崩汤冲服云南白药治疗功能失调性子宫出血临床观察［J］．云南中医学院学报，2008，31（2）：50～51．

第八节　宫颈活检止血

宫颈活检就是子宫颈的活体组织检查，亦即从宫颈上取一小块或几块组织做病理检查，以确定临床诊断。多用在宫颈可疑有癌变，或是宫颈刮片有可疑的癌细胞，或可疑有特异性的炎症，如宫颈结核等。宫颈活检可以明确诊断，确定治疗方法。宫颈活检是确诊宫颈癌最可靠的依据。无论是早期或晚期宫颈癌，都必须通过本项检查以确定癌肿的病理类型和细胞分化程度。

由于宫颈血管丰富，因此进行宫颈活检时出血量较多，临床上可使用云南白药。

（1）盘周利[1]对103例行阴道活检术的患者进行了治疗观察，将患者随机分为两组。

【治疗方法】

53例患者宫颈活检术后，用聚维酮碘消毒宫颈，将蘸取少量生理盐水的无菌纱布（这是为了便于研究，可直接用纱条）沾上云南白药和甲硝唑混合粉末（1g，用0.25g的小勺取4勺），贴紧活检切口处，将两根纱条有序填塞阴道内压迫宫颈切口出血处，尾丝留在阴道口外，便于拔除。对照组50例，术后单纯使用纱条填塞压迫宫颈止血，方法同上。术后观察1小时，无活动性出血，离院回家。

【治疗结果】

白药组53例中，24小时内止血44例，有少许渗血的7例，总有效率为96.2%；对照组50例中，24小时内止血10例，有少许渗血的21例，总有效率为62%，两组比较具有极显著差异（$P<0.01$）。

（2）李媛媛[2]对295名行阴道镜下宫颈活检术的患者进行了治疗，将患者随机分为两组，治疗组150例，对照组145例。

【术前准备】

①患者在检查前2～3天禁止性生活，不做阴道冲洗；②检查前必须进行阴道分泌物常规检查，如阴道分泌物为Ⅱ级以上，脓细胞为++以上，暂不宜活检，应先进行相关的治疗；③询问患者月经期，一般在经后3～7天较为适宜，但阴道镜检，高度怀疑宫颈病变者除外。

【治疗方法】

阴道镜采用日本SLC-2000阴道镜数字成像系统，对图片与资料实行计算机一体化管理。患者取膀胱截石位，放置窥阴器，拭去宫颈表面黏液，调整焦距，依次暴露检查部位，涂3%醋酸溶液，观察鳞柱交界区及血管，再以棉球蘸卢戈碘溶液涂抹宫颈，于可疑图像区取1～4块宫颈组织，取材部位应于鳞柱交界区，组织块大小以0.5cm²为宜，应包括病变、正常上皮及间质组织，白药组创面用云南白药喷洒，继用无菌纱布压迫止血。对照组创面直接用无菌纱布压迫止血，24小时后取出。将手术中取出的标本用10%甲醛固定并写清姓名及取材部位，送病理科检查。

【治疗结果】

白药组的止血率为100%，明显优于对照组。

讨　论

　　宫颈因血管丰富，操作不当易引起大出血和感染，云南白药具有良好的止血、抗炎效果，可以迅速止血，并促进伤口的愈合，安全、可靠、不良反应小，减轻了患者的痛苦。

✿ 参考文献 ✿

[1]　盘周利.在阴道镜下活检术中应用云南白药与甲硝唑止血的护理观察［J］.中国医药指南，2010，8（19）：167～168.
[2]　李媛媛.云南白药在阴道镜下宫颈活检术中止血的应用［J］.山西医药杂志，2010，39（3）：234.

第八章 儿科的应用

第一节 小儿腹泻

小儿腹泻，是多病原、多因素引起的以腹泻为主的一组疾病。主要特点为大便次数增多和性状改变，可伴有发热、呕吐、腹痛等症状及不同程度水、电解质、酸碱平衡紊乱。病原可由病毒、细菌、寄生虫、真菌等引起。肠道外感染、滥用抗生素所致的肠道菌群紊乱，过敏，喂养不当及气候因素也可致病。是2岁以下婴幼儿的常见病。

一、单用云南白药

（1）姜荣，马翠萍[1]对各种原因引起的136例婴幼儿腹泻进行了治疗，将患儿随机分为两组。

【治疗方法】

白药组采用云南白药少量与75%酒精混合并调成糊状，均匀地摊在输液贴止血胶上。然后将其横贴于脐及周围。再用余下的两张输液胶贴竖着固定在云南白药处即可。24小时换药1次，如有脱水酸中毒者，可配合静脉补液纠正水、电解质紊乱。对照组按常规治疗和护理，有脱水者静脉补液。两组疗程均为7天。

【疗效标准】

治愈：每天大便1次或2次。成形、大便镜检阴性，其他症状消失；好转：大便形状好转，次数明显减少，其他症状改善。无效：症状无改变。

【治疗结果】

白药组治愈率为 96.2%，总有效率为 100%；对照组治愈率为 69.6%，总有效率为 89.3%。

（2）董风丽，郑海青等[2]；温东红，王红等[3]、刘宁，兰婷均[4]采用云南白药敷脐同时给予补液、纠正酸中毒等对症治疗用于各种原因引起的婴幼儿腹泻，均取得了良好的治疗效果。

二、和抗生素联用

（1）陈惠琴[5]对 154 例患儿进行了治疗观察，年龄为 6~24 个月，将患者随机分为两组。

【治疗方法】

两组均予以饮食指导、合理使用抗生素、保护胃肠黏膜、调节肠道菌群、补液等常规治疗。白药组在此基础上使用云南白药敷脐，先用 75% 酒精擦净脐部，待干；将云南白药置于玻璃片上或瓶盖内，加入 75% 酒精 2~3 滴，拌匀，将调成糊状的药物涂敷在肚脐上，用麝香风湿膏贴封，勿使药物外漏。一般每 6~8 小时换药 1 次。贴脐时避免受凉，以免病情加重；注意局部皮肤清洁，出现皮肤过敏时应立即停止外敷，严重者应用抗过敏药物。治疗 3 天后观察两组效果。

【治疗结果】

白药组 78 例中，72 小时内恢复正常的有 61 例，72 小时明显好转 12 例，总有效率为 94%；对照组 76 例中，72 小时内恢复正常的 27 例，明显好转的 33 例，总有效率为 79%。两组比较具有极显著差异（$P<0.01$）。

（2）李灵芝[6]采用了病毒灵（吗啉胍）、庆大霉素、补液等联合云南白药脐敷治疗小儿腹泻，取得了良好的治疗效果。

173

三、和抗病毒药物联用

（1）赵宝珍，赵志明[7]对132例腹泻病患儿进行了治疗观察，年龄5~28个月，病程2~5天，将患儿随机分为两组。

【治疗方法】

两组患儿均给予调整饮食，抗病毒治疗，口服利巴韦林，对不能口服的给予静脉滴注利巴韦林；使用微生态疗法给予口服妈咪爱（枯草杆菌二联活菌颗粒）；对症治疗：纠正水、电解质紊乱及酸碱失衡。在此基础上，对照组加用鞣酸蛋白口服，2岁以下1次0.1~0.2g，每天3次；2岁以上1次0.2~0.5g，每天3次。白药组加用云南白药1g，用70%酒精调成稠糊状填于脐窝处，外用麝香壮骨膏（4cm×6cm）贴在脐周并封严，每天1次，连用3天，未用止泻收敛剂。两组疗程均为3天。

【治疗结果】

白药组66例中，72小时内恢复正常35例，明显好转26例，总有效率为92.42%；对照组66例中，72小时内恢复正常22例，明显好转27例，总有效率为74.24%，两组比较具有显著性差异（$P<0.05$）。

（2）陆睿，申晋等[8]也使用云南白药和抗病毒药物联合应用治疗婴幼儿腹泻，取得了良好的治疗效果。

四、和中药联用

（1）杨敏[9]对70例患儿进行了治疗观察，年龄在2个月至5岁，首先将患儿随机分为两组。

【治疗方法】

首先制备温中止泻散：吴茱萸2份，丁香1份，肉桂1份，五倍子2份，苍术2份。将上药粉碎为细末，过200目筛，密封贮藏备用。使用方法：取温中止泻散3~5g，云南白药0.25g，加米醋适量调成糊状，敷贴于脐部，用麝香追风膏或肤疾宁（皮肤过敏者）固定，保持约6小时，每天换药1次。对照组给予西医常规对症支持治疗，给予思密达（十六角蒙脱石）、复合维生素B口服。对两组中腹泻次数多、有脱水症状的患儿给口服补盐液或静脉补充液体。

【治疗结果】

白药组35例中，72小时内恢复正常21例，明显好转13例，总有效率为97.14%；对照组35例中，72小时内恢复正常13例，明显好转18例，总有效率为88.57%，两组比较具有显著性差异（P<0.05）。

（2）王君梅[10]使用口服中药葛根芩连汤（葛根9～12g，黄芩6～9g，黄连6g，甘草5g，呕吐频繁者加半夏、生姜汁，若高热不退者加生石膏）口服，配合云南白药敷脐的方法治疗；王豫东[11]用小儿止泻汤（太子参、葛根、黄芩、茯苓各10g，苍术、白术、木香、黄连、藿香、苏叶、诃子、生甘草各5g）口服，配合云南白药敷脐，鱼腥草注射液、双黄连粉针剂稀释后灌肠的方法治疗，均取得了93%以上总有效率的治疗效果。

五、配合推拿治疗

黎念[12]用外敷配合推拿的方法对36个月内120例非感染性腹泻患儿进行了治疗，首先将患儿随机分为两组。

【治疗方法】

对照组采用合理喂养、加强护理、口服补液盐补液或适当静脉补液等对症处理，并口服思密达（十六角蒙脱石）：<1岁，每天1袋，分3次服用；1～2岁，每天1～2袋，分3次服用；2～3岁，每天2～3袋，分3次服用。白药组在对照组治疗基础上给予云南白药敷脐及推拿。具体推拿手法：①补大肠：大肠经在食指桡侧缘，自食指尖至虎口成一直线，从食指尖直线推动向

虎口约 100 次；②摩腹：以脐为中心，用掌逆时针方向摩腹 3 分钟；③推上七节骨：在第四腰椎至尾椎骨端成一直线上，用拇指自下而上推 100 次；④揉龟尾：在尾椎骨端，用中指揉动 3 分钟；⑤补脾经：脾经在大拇指末节螺纹面，在患儿的大拇指面顺时针方向旋转 100 次；⑥揉足三里：在小腿外侧，约在外膝眼下 3 寸，用手指揉 3 分钟；⑦捏脊：捏脊方向自下而上，从臀裂纹长强穴至颈部大椎穴，沿直线捏 3～5 次，1 次捏三提一，即捏三下，提一下。以上治疗均每天 1 次。在操作过程中配合适量滑石粉以防止皮肤破损。推拿完后用云南白药敷脐：<1 岁，1 次 1g；1～2 岁，1 次 2g；2～3 岁，1 次 4g。用云南白药配 75% 酒精，调成糊状敷于患儿脐部，并用麝香追风膏固定，密封脐周，每天换药 1 次。

两组均治疗 3 天，疗程结束后观察统计疗效。

【治疗结果】

白药组 60 例中，72 小时内恢复的有 48 例，好转 11 例，总有效率为 98.33%；对照组 60 例中，72 小时内恢复 31 例，好转 10 例，总有效率为 68.33%，两组比较具有极显著差异（$P <$ 0.01）。

讨　　论

婴幼儿腹泻可分为感染性腹泻和非感染性腹泻，感染性腹泻可能与细菌或病毒侵入小肠上部的肠壁细胞，使得小肠绒毛遭到破坏，而新生细胞功能不健全所致。非感染性腹泻可能是由于喂食不当、季节交替、天气骤冷等原因引起的肠胃功能紊乱所致。在临床上可针对不同的病因选择不同的用药方案。现代药理研究表明，云南白药可以有效地抑制金黄色葡萄球菌、大肠杆菌、铜绿假单胞菌、白色念珠菌等病原菌，并可增强吞噬细胞的吞噬作用，提高机体的免疫力，而且可以疏通气血，使肠胃功能恢复正常，因此，在临床上使用具有见效快、毒副作用低等优点。

❈ 参考文献 ❈

［1］姜荣，马翠萍．云南白药敷脐治疗婴幼儿腹泻的疗效观察
［J］．护理研究，2006，20（13）：1216.

［2］董风丽，郑海青，等．云南白药敷脐治疗婴幼儿腹泻［J］．
中华现代中西医杂志，2005，3（15）：1407.

［3］温东红，王红，等．云南白药敷脐治疗小儿腹泻28例临床
观察［J］．医学理论与实践，2005，18（3）：325.

［4］刘宁，兰婷．云南白药敷脐治疗婴幼儿秋冬季腹泻［J］．
中国民间疗法，2005，13（1）：45.

［5］陈惠琴．云南白药敷脐治疗婴幼儿腹泻病的疗效观察［J］.
现代中西医结合杂志，2006，15（8）：1030.

［6］李灵芝．云南白药敷脐治疗小儿秋季腹泻［J］．新医学导
刊，2008，7（1）：50.

［7］赵宝珍，赵志明．云南白药治疗腹泻病66例［J］．实用临
床医学，2008，9（7）：87.

［8］陆睿，申晋，等．云南白药敷脐治疗秋季腹泻105例疗效
观察［J］．云南中医中药杂志，2005，26（5）：11.

［9］杨敏．温中止泻散合云南白药敷脐治疗小儿腹泻35例疗效
观察［J］．内蒙古中医药，2009，28（10）：31～32.

［10］王君梅．中西医结合治疗小儿秋季腹泻［J］．中国医药指
南，2011，9（1）：133～134.

［11］王豫东．中医综合疗法治疗小儿秋季腹泻30例疗效观察
［J］．中医儿科杂志，2008，4（1）：32～33.

［12］黎念．云南白药敷脐配合推拿辅助治疗婴幼儿非感染性腹
泻疗效观察［J］．广西中医学院学报，2010，13（4）：
29～30.

177

第二节　小儿病毒性肠炎

小儿病毒性肠炎是由轮状病毒所致的急性消化道传染病。轮状病毒的抵抗力较强，病原体主要通过粪便、经口的途径传播。病毒可在人体的小肠绒毛细胞内繁殖，造成肠黏膜损害，影响消化和吸收功能。主要临床表现为急性发热、呕吐及腹泻。病程大多较短。是腹泻最常见的原因之一，可发生流行或大流行。云南白药抗炎效果良好，在临床上可用于小儿病毒性肠炎。

（1）全晓会、李莉瑶[1]对 54 例儿童患者进行了治疗观察，将患者随机分为两组。

【治疗方法】

两组患儿根据病情给予常规补液、纠正脱水及酸中毒、退热、黏膜保护剂等对症支持治疗，对照组采用病毒唑（利巴韦林）静脉滴注（10mg/kg/d），每天 1 次，3 天为 1 个疗程。白药组在对照组基础上，采用云南白药粉适量用 75% 酒精调成糊状，贴敷于神阙穴，24 小时换药 1 次，3 天为 1 个疗程。

【治疗结果】

白药组显效 18 例，有效 9 例，总有效率为 90%；对照组显效 3 例，有效 11 例，总有效率为 58.3%，两组比较具有极显著差异（$P<0.01$）。

（2）刘巧凤[2]、邹贵全，张继文等[3]、吴正春[4]均使用云南白药神阙穴外敷配合抗病毒药物来治疗小儿病毒性肠炎腹泻，取得了良好的治疗效果。刘巧凤提出云南白药外敷，以 4cm 为半径绕脐部覆盖为宜。

讨　　论

云南白药能够增强吞噬细胞的吞噬功能，能够抑制炎症反应，同时可促进局部的血供，利于抗病毒药物的吸收和利用，因此，用于辅助治疗小儿病毒性肠炎较单用抗病毒药物效果好。而且无任何毒副作用，无痛苦，易于被患儿接受，值得临床上推广使用。

❈ 参考文献 ❈

[1] 全晓会，李莉瑶．云南白药外敷神阙穴佐治小儿病毒性肠炎的疗效分析 [J]．中国中医药咨询，2011，3（8）：103.

[2] 刘巧凤．云南白药脐周外敷治疗小儿肠炎46例 [J]．陕西中医，2002，23（6）：536.

[3] 邹贵全，张继文，等．小儿肠胃康口服加云南白药敷脐佐治小儿病毒性肠炎 [J]．中国基层医药，2005，12（10）：1422～1423.

[4] 吴正春．云南白药治疗婴幼儿轮状病毒腹泻的临床观察 [J]．中国实用乡村医师杂志，2009，16（4）：381～382.

第三节　小儿胃肠功能障碍及衰竭

新生儿胃肠功能较为脆弱，如发生重症感染、缺血缺氧、酸中毒、急性脑水肿、呼吸衰竭等易出现胃肠功能障碍而导致胃肠功能衰竭。

云南白药具有止血、活血的药理作用，临床上可用于小儿胃肠功能障碍及衰竭的治疗，具体用法如下：

（1）何颖慧[1]将158例急性胃肠功能障碍的患儿随机分为两组。全部患儿均有不同程度的呕吐、腹泻腹胀、消化道出血，其中，腹泻或腹胀37例，发热147例，呕吐咖啡样物112例，排血便（或黑便）44 例。原发病：心肺脑复苏后 30 例，重症肺炎 58 例，颅内出血 20 例，化脓性脑膜炎 17 例，病毒性脑炎 14 例，瑞氏综合征 8 例，急性重症心肌炎 7 例，败血症 4 例。病程数小时至半个月不等，平均 4.3 天。其中，半数以上患儿年龄在 1 岁以下。

【治疗方法】

两组患儿在积极治疗原发病的基础上，维持内环境稳定及水电解质平衡，保护心、肺、脑、肾等重要器官的功能，同时立即留置胃管，动态观察胃内出血情况，有活动性出血者予以禁食，冰生理盐水洗胃等。云南白药治疗组经胃管注入云南白药 10 ~ 20mg/kg，每天 3 ~ 4 次；凝血酶治疗组经胃管注入凝血酶 300 ~ 500 单位（U），每天 3 ~ 4 次。出血减少后尽早进食，鼻饲前应抽取胃液观察出血及胃排空情况，以决定进食流质的数量及次数。即使有轻度腹胀、肠鸣音减弱、胃液隐血（+）情况，仍可通过胃管给予少量冷流质入胃，且逐渐加量，同时给予保护胃黏膜、促进肠蠕动、改善腹胀的药物治疗：西咪替丁每天 20mg/kg，分 2 次静脉滴注，酚妥拉明每天 0.2 ~ 0.5mg/kg，分 2 次静脉滴注，病情稳定后行纤维胃镜检查。

【疗效标准】

治愈：腹胀完全消失，无呕吐，胃液隐血（-），大便隐血（-）；有效：无呕吐，腹稍胀，胃液隐血（+ ~ ++）；无效：临床症状及体征无明显改善者。

【治疗结果】

云南白药组的总有效率为 95.24%，对照组总有效率为 79.73%。

（2）曾雪飞，徐淑兰等[2]也采用了相同的治疗方法对 126 例患儿进行了观察，总有效率为 95.2%。

此外，潘天波[3]在使用酚妥拉明、阿拉明（间羟胺）以及治疗原发病的基础上加用丽珠肠乐（双歧杆菌活菌胶囊）、思密达（十六角蒙脱石）、云南白药温生理盐水稀释交替保留灌肠，每天3~4次，3~4天内症状基本缓解。李海燕[4]在常规治疗的基础上加用云南白药和整肠生灌肠治疗也取得了良好的治疗效果。

讨　论

肠道是机体最大的细菌和内毒素的储存库，也是机体应激后最先遭受损害的器官，当机体应激发生缺血缺氧后，肠黏膜屏障结构破坏，细菌、内毒素可侵入人体，引发全身性的炎症反应综合征，可累及全身其他器官。临床表现为腹胀、呕吐、胃肠道出血等，研究表明，在治疗小儿急性胃肠功能障碍中，云南白药效果明显，可能是由于云南白药不但具有良好的止血功效，还能活血，促进胃肠道蠕动并有抗炎和加速胃肠道创口愈合的治疗效果。

✱ 参考文献 ✱

[1] 何颖慧. 云南白药在小儿急性胃肠功能障碍中的应用 [J].中国医药导报，2006，3（30）：58.

[2] 曾雪飞，徐淑兰，等. 云南白药治疗小儿胃肠功能障碍的应用研究 [J]. 河北医学，2004，10（7）：580~582.

[3] 潘天波. 新生儿胃肠功能衰竭的微生态制剂疗效观察 [J].中国小儿急救医学，2007，14（z1）：66~67.

[4] 李海燕. 联用云南白药、整肠生治疗新生儿急性胃肠功能衰竭疗效观察 [J]. 中国临床医药研究杂志，2004，131：13969~13970.

第四节　新生儿应激性上消化道出血

应激性溃疡的病因和发病原理尚未完全阐明。一般认为可能由于各种外源性或内源性致病因素引起黏膜血流减少或正常黏膜防御机制的破坏加上胃酸和胃蛋白酶对胃黏膜的损伤而导致。是新生儿出现的一种较为危重的并发症，在临床的治疗上，可使用云南白药来加速止血，实施对新生儿的抢救，具体方法如下：

一、和西咪替丁、雷尼替丁等联用

（1）李黎[1]将 150 例足月儿（均符合新生儿应激性溃疡的诊断标准）随机分为 3 组，分别为治疗组、西咪替丁组、云南白药组。

【治疗方法】

3 组治疗包括积极治疗原发病，禁食，冰生理盐水洗胃，静脉注射维生素 K_1、止血敏（酚磺乙胺），补液，必要时输血治疗。西咪替丁组在综合治疗的基础上给予西咪替丁 0.1g、冰生理盐水 10mL 混匀后，经鼻饲胃管注入，8 小时 1 次；云南白药组在综合治疗的基础上给予云南白药 0.25g、冰生理盐水 10mL 混匀后，经鼻饲胃管注入，8 小时 1 次；治疗组在综合治疗的基础上则给予西咪替丁 0.1g、云南白药 0.25g、冰生理盐水 10mL 混匀后，经鼻饲胃管注入，8 小时 1 次。3 组均用药至胃管回抽无咖啡样液体后继续用 1 天。3 组病例的治疗时间均≥48 小时。

疗效判定：治愈标准为呕血、便血停止，经胃管抽取胃液非血性，胃液及大便隐血实验阴性。24 小时治愈为显效，48 小时治愈为有效，用药 48 小时仍出血为无效。

【治疗结果】

西咪替丁组显效率为 48%，总有效率为 72%；白药组显效

54%，总有效率为76%；治疗组（西咪替丁+云南白药）显效率为78%，总有效率为96%。3组间无明显差异（$P>0.05$），但西咪替丁和云南白药联合使用显然效果更好。

（2）褚爱莲，刘相英[2]也使用止血敏（酚磺乙胺）、维生素K_1、西咪替丁配合云南白药混悬液的方法进行治疗，总有效率为90%。

李湘红，冯伟等[3]使用雷尼替丁联合云南白药对61例新生儿患者进行了治疗观察，发现云南白药组的总有效率为93.5%。

二、和立止血（巴曲酶）联用

（1）林玉梅[4]对83例新生儿应激性上消化道出血患者进行了治疗观察。

【治疗方法】

两组新生儿均给予综合治疗：积极治疗原发基础病，禁食，维持水、电解质和酸碱平衡，纠正缺氧，维持血压，抗休克，肠外营养，抗感染，静脉应用止血剂（止血敏、维生素K_1）、抑酸剂（西咪替丁），贫血严重的给予输血等措施。两组均先给予冷生理盐水及1.4%碳酸氢钠洗胃至洗出液基本清亮后，白药组在此综合治疗的基础上应用立止血（巴曲酶），方法为缓慢静脉推注半支立止血（巴曲酶），即0.5kU/次，同时将剩下的半支立止血（巴曲酶0.5kU）加生理盐水2mL经胃管内注入，并变换患儿的体位，尽量使药液与胃黏膜充分接触，每天1次，连续应用3天。立止血（巴曲酶）胃内保留2小时后，再用冷生理盐水10mL溶解云南白药胶囊三分之一粒（0.25g/粒），8小时1次，连用3天。用药期间，每6小时抽吸胃管1次，每天查大便隐血实验。

【治疗结果】

白药组42例患儿中，24小时内29例止血（69%），10例患儿

72 小时内止血（23.9%），总有效率为92.9%；对照组41 例患儿中，24 小时内止血15 例（36.6%），72 小时内止血13 例（31.7%），总有效率为68.3%，两组比较具有极显著差异（$P<0.01$）。

（2）徐伟[5]也采用了相同的治疗方法对 60 例患儿进行了观察，发现白药组总有效率为96.7%。

三、和凝血酶联用

曹贵生，薛国昌[6]将 76 例新生儿患者随机分为两组。

【治疗方法】

两组患儿均给予积极综合治疗原发病，禁食，1.4%碳酸氢钠洗胃，纠正酸中毒，抗感染，支持治疗，静脉滴注维生素 K_1 5~7 天，出血多者给予输新鲜全血等治疗。白药组在上述综合治疗的基础上加用云南白药和凝血酶，方法：首先抽净胃内容物，将云南白药 0.25g/次，和凝血酶 500U/次，分别溶入生理盐水 5mL 中，二者交替，每 4 小时 1 次，经胃管注入，并替患儿来回翻身，使药物充分与胃黏膜接触，连用 3~5 天。对照组在综合治疗的基础上加用酚磺乙胺注射液（止血敏）125mg、10%葡萄糖 30~50mL 静脉滴注，每天 1 次，连用 3~5 天。两组用药期间，每隔 6 小时抽吸胃内容物 1 次并做胃液隐血实验，每天进行1~2 次大便隐血实验。

【治疗结果】

白药组 40 例中，35 例（87.5%）患者 48 小时内止血，4 例（10%）72 小时内止血，总有效率为 97.5%；对照组 36 例患者 48 小时内止血 17 例（47.2%），72 小时内止血 9 例（25%），总有效率为 72.2%，两组比较具有极显著性差异（$P<0.01$）。

四、和其他药物联用

王进，王明月等[7]使用奥美拉唑联合云南白药；周祖发，梁文宝等[8]使用甲氰咪胍（西咪替丁）和云南白药联用；李红军[9]在常规治疗的基础上使用白药联合思密达（十六角蒙脱石）；李薇[10]使用云南白药与蒙脱石散联用来治疗新生儿应激性溃疡，均取得了良好的治疗效果。

<h1 style="text-align:center">讨　　论</h1>

新生儿的胃液酸度较高，出生后 10 天内，pH 值会维持在 1.3～4.0 之间，给溃疡的形成创造了有利条件，当机体发生应激反应时，体内的血液就会重新分布，使得胃肠道部位的氧供应不及时，导致胃黏膜的屏障作用被破坏，容易引起溃疡性的胃出血。云南白药具有良好的止血作用，还能够有效地促进胃黏膜的愈合，如配合其他止血剂、抗胃酸药及胃黏膜保护剂合用，可取得良好的治疗效果。

❋ 参考文献 ❋

[1] 李黎. 西咪替丁联合云南白药鼻饲治疗新生儿应激性溃疡的疗效观察 [J]. 国际医药卫生导报，2009，15（13）：80～82.

[2] 褚爱莲，刘相英. 鼻饲云南白药悬液辅助治疗新生儿消化道出血的疗效观察 [J]. 当代医学，2010，16（6）：141.

[3] 李湘红，冯伟，等. 云南白药联合雷尼替丁治疗新生儿消化道出血疗效观察 [J]. 医学理论与实践，2005，18（6）：700～701.

[4] 林玉梅. 立止血联合云南白药治疗新生儿上消化道出血疗效观察 [J]. 中国医药指南，2010，8（22）：132～133.

[5] 徐伟. 立止血联合云南白药治疗新生儿消化道出血的护理 [J]. 中外健康文摘，2011，8（35）：253～254.

[6] 曹贵生，薛国昌. 中西医结合治疗新生儿上消化道出血疗效

观察 [J]. 医学理论与实践，2009，22（9）：1114～1115.

[7] 王进，王明月，等. 奥美拉唑联合云南白药治疗儿童应激性溃疡的临床研究 [J]. 现代医药卫生，2008，24（12）：1772～1773.

[8] 周祖发，梁文宝，等. 鼻饲云南白药治疗新生儿应激性溃疡的临床研究 [J]. 内蒙古中医药，2011，（5）：95.

[9] 李红军. 云南白药联合思密达治疗新生儿应激性溃疡 65 例 [J]. 白求恩军医学院学报，2007，5（3）：159.

[10] 李薇. 云南白药与蒙脱石散交替鼻饲治疗新生儿上消化道出血疗效观察 [J]. 光明中医，2010，25（1）：51～52.

第五节　小儿过敏性紫癜

过敏性紫癜是以毛细血管炎为主要病变的变态反应性疾病，以累及皮肤最常见，其次是胃肠道、关节及肾脏，起病较急，症状多变。好发于 3 周岁以上小儿，尤多见于学龄儿童，男性发病约 2 倍于女性。云南白药止血、镇痛作用效果良好，因此，临床上可用于治疗小儿过敏性紫癜。

（1）李治中[1]对 67 例 5～12 岁过敏性紫癜患儿进行了治疗观察，将患儿随机分为两组。

【治疗方法】

两组均给予抗组胺类药、维生素及相应的对症处理。治疗期间忌食鱼、虾、鸡蛋、牛奶及其他代制品。合并有消化道出血及肝肾功能损害者，给予暂时禁食、止血药及保肝等治疗措施。对照组用氟美松（地塞米松）0.5～1mg/kg/d，静脉滴注；病情好转后减量，改为口服泼尼松，剂量为 1mg/kg/d，分 2 次或早晨 1 次顿服，随病情恢复逐渐减量至停药。白药组用云南白药，2～5

岁者 0.04g/次，>5 岁者 0.06g/次，最大量≤0.5g/次，每天 3
次口服，2 周为一个疗程，疗程期间隔 3 天。同时，静脉注射西
咪替丁 20～25mg/kg/d，每天 2 次；待症状及体征好转后，改为
口服并减量至 15mg/kg/d，分 2～3 次口服。

【治疗结果】

白药组显效 26 例，有效 3 例，无效 3 例，总有效率为
90.6%；对照组显效 17 例，有效 4 例，无效 14 例，总有效率为
60%。两组比较具有显著性差异（P<0.05）。治疗组对单纯皮
疹型和关节型过敏性紫癜的疗效尤为良好，总有效率为 100%。

（2）宋革莉，石呈峰等[2]使用静脉滴注维生素 C、葡萄糖
酸钙和复方丹参静脉滴注并配合口服中成药的方法进行治疗，同
时对胃肠型、关节型患儿加服云南白药 1g，每天 2 次的方法来
治疗。取得了良好的治疗效果。

（3）陈小凤[3]使用清热解毒、凉血化瘀的中药来治疗儿童
过敏性紫癜，在腹痛时口服云南白药 1g，腹痛缓解后停药。朱
晓彤[4]发现在常规治疗上再口服云南白药，在腹痛、黑便和便
隐血的消失时间上明显少于对照组（P<0.01）。

187

讨　　论

云南白药具有止血、消肿、止痛的效果，可减少出血，缓解
肠壁肿胀，从而达到治疗紫癜，缓解腹痛的效果。

❋ 参考文献 ❋

[1] 李治中.云南白药加西咪替丁治疗小儿过敏性紫癜疗效观察
　　[J].中国实用乡村医师杂志，2006，13（4）：39～40.

[2] 宋革莉，石呈峰，等.中西医结合治疗过敏性紫癜疗效观
　　察[J].现代医药卫生，2005，21（6）：667.

[3] 陈小凤.中药治疗儿童过敏性紫癜的疗效观察及护理[J].

医学信息，2010，23（6）：201.

［4］朱晓彤 . 云南白药治疗腹型过敏性紫癜 40 例疗效分析［J］. 社区医学杂志，2006，4（4）：32～33.

第六节　新生儿硬肿症

新生儿硬肿症亦称新生儿皮脂硬化症，大部分由寒冷引起，故又称寒冷损伤综合征，但也可因其他因素如感染而在夏季发病，故又有称为感染硬肿症或夏季硬肿症。此症为新生儿严重疾病之一，严重者可引起肺出血、弥散性血管内凝血、急性肾功能衰竭或继发感染而死亡。本病发生率仅次于肺炎，近年来，患者的死亡率仍高达 20%～50%。但随着医疗技术、医疗条件的好转，此病的治愈率已经逐年提高。

云南白药的活血化瘀作用良好，临床上可用来治疗新生儿的硬肿症，具体方法如下：

一、使用云南白药酊

古丽加瓦，鲁霞[1]对 99 例患硬肿症的新生儿进行了治疗观察，其中轻度 40 例，中度 45 例，重度 14 例，将所有患儿随机分为两组。

【治疗方法】

对照组 50 例患儿采用暖箱复温、抗感染、纠酸、营养支持、防止低血糖等方法综合治疗；白药组 49 例患儿在对照组的基础上，将云南白药酊滴于手掌上，向硬肿部位轻轻摩擦，1 次 5～10 分钟，轻度每天 3 次，中度以上每天 4～6 次，3～5 天为 1 个疗程。

【治疗结果】

白药组治愈率为 94%，病死率为 6%；对照组治愈率 80%，病死率20%，两组比较具有显著性差异（$P<0.05$）。

二、配合其他药物使用

张红梅，刘殿龙[2]使用云南白药4g，654-2注射液10mg，用10mL 75%酒精调匀后涂于患儿硬肿部位；李世清[3]使用多巴胺静脉点滴，1次1mg/kg，用山莨菪碱10mL，云南白药4g，25%酒精10mL混匀外敷的方法；傅月珍[4]用维生素E调和云南白药涂抹于患儿硬肿处；上述三种方法均是在常规治疗的基础上使用。比不加用云南白药的对照组，在治愈率和总有效率上均有大幅提高（$P<0.05$）。

讨 论

硬肿症中医认为是由于小儿阳气虚弱，气滞血瘀，寒凝经络所致，云南白药具有活血化瘀、通经散寒的功效，可以加速局部的血液循环，使病情得以改善，且副作用小，使用安全。

189

❋ 参考文献 ❋

[1] 古丽加瓦，鲁霞. 云南白药酊治疗新生儿硬肿症疗效观察 [J]. 内蒙古中医药，2010，(9)：7~8.

[2] 张红梅，刘殿龙. 云南白药加654-2注射液治疗新生儿硬肿症疗效观察 [J]. 医学信息，2010，23 (2)：527.

[3] 李世清. 多巴胺山莨菪碱云南白药治疗新生儿硬肿症疗效观察 [J]. 山西医药杂志，2008，37 (6)：563~564.

[4] 傅月珍. 云南白药及维生素E结合按摩用于新生儿硬肿症的疗效观察 [J]. 护理与康复，2009，8 (4)：354~355.

第七节 新生儿脐炎

新生儿脐炎是由于断脐时或出生后处理不当，而被金黄色葡萄球菌、大肠杆菌或溶血性链球菌等感染脐部所致。感染该类细菌的患儿脐带脱落后，伤口延迟不愈，潮湿渗液，为受感染的最初症状，继之脐围皮肤红肿，波及皮下。残端有脓性分泌物，脓汁恶臭，还可见腹壁水肿、发亮，形成蜂窝组织炎及皮下坏疽。慢性炎症常形成脐肉芽肿，而妨碍脐创愈合。

云南白药有抗炎、杀菌、促进创口愈合的功效，临床上有许多医师用来治疗新生儿脐炎，具体用法如下：

一、和碘伏联用

（1）钟翠莲，郑桂爱[1]对 65 例新生儿脐炎患儿进行了治疗观察，将患儿随机分为两组。

【治疗方法】

两组病人均积极治疗原发病或伴有的其他疾病，重症脐炎患儿运用敏感抗生素，全身支持治疗。脐残端过长者，重新结扎、修剪。脐部肉芽组织增生突出者用硝酸银烧灼。白药组：①轻度新生儿脐炎：给予聚维酮碘溶液消毒，待干，敷云南白药粉，用消毒棉签敷匀整个脐部，可以加盖敷贴，每天 2 次；②中度新生儿脐炎：用 3% 双氧水（过氧化氢）和生理盐水冲洗，涂聚维酮碘溶液待干后敷云南白药粉，量稍多，每天 3 次；③重度新生儿脐炎：入院后即作脐部脓性分泌物细菌学培养和药物敏感实验，彻底清除脓性分泌物，脓肿形成者切开排脓，用 3% 双氧水（过氧化氢）和生理盐水反复冲洗，涂聚维酮碘溶液，待干后敷云南白药粉，量稍多，4 小时 1 次。同时选用敏感抗生素，一般情况差者，加强全身支持治疗。肉芽组织增生突出或表面杨梅状颗粒，作修剪或硝酸银溶液烧灼后敷云南白药粉。对照组：用传统方法作脐部护理，涂聚维酮碘溶液，每天2次。

【治疗结果】

白药组大多在3~5天愈合，明显快于对照组（7~10天），两组比较具有极显著差异（$P<0.01$）。

（2）于金玲，焦艳冬[2]将56例患儿进行了治疗观察，将患儿随机分为两组。

【治疗方法】

白药组在未服用抗生素及静脉滴注抗生素的基础上使用生理盐水彻底擦洗脐窝及脐部周围，然后用无菌棉签蘸2%碘伏旋转擦拭消毒脐窝、脐残端及周围皮肤，待碘伏干燥后，再用云南白药粉喷洒脐窝、脐轮及脐残端，每天2次，最后用无菌干纱布覆盖。对照组采用同样方法，最后把百多邦（莫匹罗星软膏，中美天津史克制药有限公司生产）适量涂搽脐窝、脐轮及脐残端每天2次，疗程均为3~5天。

【治疗结果】

白药组96.42%的患儿2~3天后脐部无脓液，红肿减轻或消失；对照组的比例为82.14%。两组比较具有极显著差异（$P<0.01$）。

二、和灭滴灵（甲硝唑）联用

李敏许，黄小玲等[3]将49例患儿随机分为两组。

【治疗方法】

白药组25例，脐窝先用3%双氧水（过氧化氢）清洗，接着用0.01%新洁尔灭清洗，再用生理盐水洗净，最后用灭滴灵（甲硝唑）1片（0.2g）研成粉末，与云南白药1g混匀后洒于脐窝，然后用消毒纱布包扎处理，每天换药1次，至结痂愈合，其中，对有较明显全身症状的4例加用口服抗生素。对照组24例脐窝行常规3%双氧水（过氧化氢）、新洁尔灭清洗消毒（同治

191

疗组），最后脐窝涂上甲紫溶液，保持干燥，至结痂愈合。同样，有较明显全身症状的 3 例加用口服抗生素。

【治疗结果】

白药组红肿消退为 4.8 天 ±1.5 天，脓性物消除是 4.6 天 ±1.8 天，结痂愈合是 6.2 天 ±1.6 天；而对照组对应的是 7.6 天 ±2.2 天、6.7 天 ±2.1 天、9.7 天 ±2.1 天，两组比较具有极显著差异（$P<0.01$）。

讨 论

新生儿脐炎是小儿常见病之一，多是由于断脐时消毒不严或者脐带经结扎处理后，被尿湿等情况引发的。如持续感染，可引发全身中毒或败血症，威胁小儿的生命，如能在早期发现和控制病情，对新生儿的预后很重要。推荐临床上针对早期的脐炎可采用云南白药外敷的方法进行治疗，云南白药具有抗炎止痛，活血化瘀，防腐生肌的功效，可有效地促进创口的愈合，防止病情的进一步加重。

❋ 参考文献 ❋

[1] 钟翠莲，郑桂爱．云南白药粉敷脐在新生儿脐部护理中的应用 [J]．中国实用神经疾病杂志，2007，10（2）：131~132.

[2] 于金玲，焦艳冬．云南白药治疗新生儿脐炎 28 例 [J]．中外医疗，2011，30（23）：117.

[3] 李敏许，黄小玲，等．灭滴灵合用云南白药治疗小儿脐炎 [J]．基层医学论坛，2007，11（3）：197~198.

第八节　小儿鼻衄

小儿鼻出血（鼻衄），严格来讲是鼻科常见的一种症状，并不是疾病的名称，常有鼻、鼻窦及其邻近器官的病变；外伤、高血压病以及其他全身慢性疾病造成鼻出血，是其常见的原因。由于鼻出血是鼻科急症之一，临床上，根据病因和出血程度，一定要积极采取不同的处理措施，云南白药止血作用突出，可用于治疗此疾病。

（1）谷玉娟，刘自香[1]对48例反复鼻出血的儿童进行了观察治疗。

【治疗方法】

将云南白药调成稀糊状，用棉球蘸取，塞入鼻腔内，若为双侧鼻腔出血，则交替塞鼻，约2小时后取出，每天2～3次。每天口服葡萄糖酸锌颗粒70mg（相当于锌10mg），连续服用3周。

【治疗结果】

有85.42%的患者一年内自觉症状与体征消失，鼻出血止或明显减少。

（2）康欣，王萍[2]使用棉球蘸调糊的云南白药填塞，口服鼻衄止血汤的方法；易清平，陈俊雄[3]采用云南白药填塞出血点，并口服玉女煎的方法；徐相宏[4]使用云南白药和湿润烧伤膏混合填塞出血点的方法来治疗小儿鼻出血，均取得了良好的治疗效果。

讨　论

云南白药能够活化血小板，促进血小板的聚集，因而能够快速止血，又因为其为纯中药制剂，经过多年的临床验证，证明了其毒副作用较低，因而，用于儿童鼻衄，疗效显著。

❉ 参考文献 ❉

［1］谷玉娟，刘自香．云南白药与锌合用治疗儿童鼻出血48例临床报告［J］．中国民康医学，2008，20（6）：530．

［2］康欣，王萍．云南白药与鼻衄止血汤合用治疗儿童鼻出血58例临床报告［J］．社区中医药，2012，14（1）：226．

［3］易清平，陈俊雄．云南白药配合玉女煎治疗小儿春季鼻衄40例临床分析［J］．咸宁学院学报，2011，25（4）：338～339．

［4］徐相宏．云南白药加湿润烧伤膏治疗儿童鼻出血38例［J］．中国乡村医药杂志，2002，9（6）：37～38．

第九节 各种原因引起的口腔炎

口腔炎是口腔黏膜的炎症，可波及颊黏膜、舌、牙龈、上腭等处。在小儿时期较多见，尤其是婴幼儿，可单纯发病也可继发于腹泻、营养不良、急性感染、久病体弱等全身性疾病时。引起口腔炎的主要有细菌、病毒及真菌，因受伤感染或全身抵抗力下降而诱发。

一、治疗疱疹性口腔炎

（1）刘玮[1]对80例疱疹性口腔炎的患儿进行了治疗观察，就诊时发热者36例，仅舌部溃疡者10例，同时合并牙龈及颊黏膜疱疹、溃疡者34例，全口腔包括咽部见疱疹、溃疡者6例，颌下淋巴结肿大者27例。将患儿随机分为两组。

【治疗方法】

两组在对症治疗的基础上。白药组给予阿昔洛韦5～10mg/kg，稀释为浓度<7mg/mL的注射液静脉滴注；同时用棉签蘸取云

南白药涂敷患处，每天3~4次。对照组给予利巴韦林联合穿琥宁静脉用药，用法用量：利巴韦林10~15mg/kg，稀释为浓度<1mg/mL的注射液静脉滴注；穿琥宁10mg/kg稀释为浓度<2.5mg/mL的注射液，静脉滴注。以上静脉滴注药物均每天1次，疗程5天。

【治疗结果】

白药组在退热时间、溃疡愈合方面均比对照组快1天，白药组的总有效率为90%；对照组的总有效率为72.5%，两组比较具有显著性差异（$P<0.05$）。

（2）孟晋生[2]也采用口服抗生素，抗病毒药外敷白药及维生素C、维生素B，外用云南白药的方法治疗，发现使用云南白药的病程为4天±3天，对照组病程为7天±5天，两组比较具有极显著差异（$P<0.01$）。

二、治疗溃疡性口腔炎

（1）孙红丽，王伟等[3]对49例5个月~3岁的患儿进行了治疗观察，将患者随机分为两组。

【治疗方法】

两组患儿均给予退热，口腔护理，口服抗生素（青霉素类或大环内酯类）治疗；白药组在上述治疗的基础上给予云南白药、蒙脱石散按1：1比例混合配制后，直接涂搽于口腔患处，每天3~4次，共用3~5天。

【治疗结果】

白药组25例中，14例在2天内体温恢复正常，溃疡面缩小，疼痛减轻或消失；9例3天内好转，总有效率为92%；对照组24例中，2天内好转的有10例，3天内好转的8例，总有效率为75%，两组比较具有显著性差异（$P<0.05$）。

（2）王晓毅，陈玉秀[4]对160例患儿进行了治疗观察。

【治疗方法】

白药组用香油调和白药外敷的方法，每天4次进行治疗，对照组使用青霉素注射治疗。

【治疗结果】

白药组的总有效率为100%，对照组为78.8%，两组比较具有显著性差异（$P<0.05$）。

（3）此外，沈静[5]使用口服抗生素加外敷云南白药、思密达的方法来治疗小儿溃疡性口腔炎，取得了92%的总有效率。林秀珍，尚艳红[6]采用青霉素静脉滴注加外敷云南白药、思密达（十六角蒙脱石）的方法来治疗，总有效率为93.48%。

讨　　论

口腔炎是由细菌或病毒引起的，婴幼儿由于年龄小，会引起全身性的反应，如发热等，还会引起口腔疼痛而影响吞咽，云南白药能够增强吞噬细胞的活性，促进碱性成纤维细胞因子和血管内皮生长因子的生成，进而促进创口的愈合，因此，临床上和西药合用可有效地促进创面的愈合。

❋ **参考文献** ❋

［1］ 刘玮．阿昔洛韦联用云南白药外敷治疗小儿疱疹性口腔炎40例疗效观察［J］．中国医疗前沿，2009，4（9）：82～83.

［2］ 孟晋生．云南白药佐治小儿疱疹性口腔炎60例分析［J］．山西医药杂志，2011，40（2）：138.

［3］ 孙红丽，王伟，等．蒙脱石散及云南白药联合应用治疗溃疡性口腔炎的疗效观察［J］．中国煤炭工业医学杂志，2008，11（10）：1570.

［4］ 王晓毅，陈玉秀，等．云南白药治疗小儿急性感染性口腔炎80例［J］．实用医技杂志，2006，13（13）：2250.

［5］沈静.云南白药及思密达联合应用治疗溃疡性口腔炎的疗效观察［J］.中国医学创新，2011，8（6）：164～165.

［6］林秀珍，尚艳红.思密达与云南白药联合外用治疗小儿溃疡性口腔炎46例［J］.郑州大学学报，2004，39（2）：349～350.

第九章　五官科的应用

第一节　眼部出血

眼部出血的原因很多，可能是由于外伤导致，也常见于高血压病、糖尿病及肾病引起的视网膜病变等。

云南白药具有止血不留瘀的特点，临床上可用来治疗各种原因引起的眼底出血：

一、治疗外伤性眼出血

（1）孙力[1]将106例眼球钝挫伤性前房积血患者纳入了观察，将患者随机分为两组。

【治疗方法】

云南白药组给予口服保险子1粒，口服云南白药0.5g，每天4次，静脉滴注地塞米松10mg，每天1次；对照组给予肌注立止血（巴曲酶）1kU（入院时1次），静脉滴注止血芳酸（氨甲苯酸）0.6g，每天1次，地塞米松10mg，每天1次。两组中出现手术适应证者行前房穿刺冲洗手术。

【治疗结果】

前房积血吸收时间：云南白药组前房积血5天内吸收的有26%；对照组为20%。云南白药组手术后有10%发生青光眼，而对照组为18%；白药组出现继发性出血和继发性青光眼的比例为2%和15%；对照组为7%和24%。

（2）陈永城[2]对58例前房继发性出血患者进行了观察，患者使用枸橼酸钠和利多卡因配制溶液，进行结膜下注射，1～2

天 1 次，共 3～5 次，并在观察期间口服云南白药胶囊，1 次 2 粒，每天 3 次，直至前房积血完全吸收。并在一年内复查 4 次。发现 58 例患者中，Ⅰ级前房积血患眼的平均吸收时间为 3.6 天，Ⅱ级前房积血患眼吸收平均时间为 6.3 天，Ⅲ级前房积血患眼吸收平均时间 7.8 天。治疗效果良好。

（3）郭书文[3]对 32 例前房积血患者进行了观察，发现在原治疗基础上加服用云南白药胶囊以后，缩短了患者的治疗时间，其中 31 例患者视力恢复原有水平。

二、治疗视网膜静脉阻塞及视网膜出血

（1）江蓉[4]对 60 名视网膜阻塞的患者进行了治疗观察，在治疗前，所有患者均行视力、裂隙灯及眼底镜检查。

【治疗方法】

白药组口服云南白药，1 次 1g，每天 3 次；同时给予复方丹参滴注液 250mL，静脉滴注，每天 1 次；曲克芦丁注射液 0.9g，静脉滴注，每天 1 次；能量合剂静脉滴注，每天 1 次。出血严重者加用普罗碘铵 2mL，肌注，每天 1 次。同时请内科协助治疗其基础疾病，如高血压病或糖尿病。对照组除了不口服云南白药胶囊外，其他治疗方法同上。

【疗效标准】

有效：出血灶完全吸收，无反复，视力提高；无效：出血灶未完全吸收，且有反复出血，视力减退；不变：出血灶基本吸收，视力不变。

【治疗结果】

云南白药组有效病例占比 76.7%；对照组有效病例占比 46.7%，两者相比具有显著差异（$P<0.05$）。

（2）曹广非[5]对 80 例早期视网膜出血的患者进行了观察，80 例患者中有 35 例糖尿病患者，40 例视网膜静脉栓塞患者，其

他 5 例。

两组患者常规应用抗出血药、维生素类药及促进出血吸收药物；白药组加服云南白药胶囊。发现云南白药组 7～10 天病情好转，出血开始吸收，对照组 15 天以后，出血开始吸收。

三、治疗玻璃体积血

吴亚明，温积权等[6]对 58 例玻璃体积血患者进行了治疗观察。

【治疗方法】

对照组口服及肌注止血药物，口服维生素 C、碘剂、复方芦丁片；云南白药组仅口服云南白药胶囊，1 次 2 粒，每天 3 次。

【治疗结果】

在治愈率、显效率和有效率上，云南白药组均好于对照组，具有显著性的差异（$P < 0.05$）。

四、治疗流行性出血性结膜炎

贺进波[7]对 168 例流行性出血性结膜炎（俗称"红眼病"）患者进行了治疗观察。

【治疗方法】

患者在服用云南白药的同时，白天可交替使用氯霉素眼药水、病毒唑（利巴韦林）眼药水和可的松眼药水，夜晚涂红霉素眼膏。

【治疗结果】

156 例患者 3 天内所有症状消失，12 例患者 4 天内所有症状消失。

讨 论

眼科出血一般由于吸收缓慢，易引起眼部循环堵塞形成血栓或炎性增生造成组织粘连、变性，使视力下降，以致失明；因此，如何减少出血量，防止继发性出血及促进积血快速吸收成为防止并发症及改善预后的主要问题。

云南白药止血效果很好，可以有效地促进血小板的活性，缩短出、凝血时间和凝血酶原时间，使患处止血，同时又可以降低血黏度及血浆黏度，纠正血液循环障碍，改善微循环，疏通血管。并能够抑制毛细血管的通透性增加，激活吞噬细胞，从而起到抗炎的作用。因此，临床上用云南白药来治疗眼科出血性疾病可达到更为理想的治疗效果。

❋ 参考文献 ❋

[1] 孙力. 云南白药在钝挫伤性前房积血治疗中的应用 [J]. 基层医学论坛，2009，13：433~434.

[2] 陈永城，郭镇秋. 云南白药结合枸橼酸钠治疗前房继发性出血的临床研究 [J]. 当代医学，2011，17 (9)：1.

[3] 郭书文. 中西医结合治疗外伤性前房积血的临床观察 [J]. 河南外科学杂志，2009，15 (6)：20.

[4] 江蓉. 云南白药治疗视网膜静脉阻塞的疗效观察 [J]. 中国冶金工业医学杂志，2009，26 (5)：515~516.

[5] 曹广非. 云南白药治疗早期视网膜出血疗效观察 [J]. 现代中西医结合杂志，2003，12 (18)：1958.

[6] 吴亚明，温积权，等. 复方血栓通联合云南白药治疗玻璃体积血疗效分析 [J]. 临床眼科杂志，2008，16 (1)：59~61.

[7] 贺进波. 云南白药在治疗流行性出血性结膜炎中的运用体会 [J]. 基层医学论坛，2004，8 (2)：145.

第二节　鼻出血及鼻中隔糜烂

鼻出血（epistaxis）是临床常见的症状之一，可由鼻部疾病引起，也可由全身疾病所致。鼻出血多为单侧，少数情况下可出现双侧鼻出血；出血量多少不一，轻者仅为涕中带血，重者可引起失血性休克，反复鼻出血可导致贫血。

云南白药的止血和抗炎效果显著，临床上可用来治疗鼻出血和鼻中隔糜烂，具体方法如下：

一、纱布填塞治疗鼻出血

（1）党海燕[1]对 60 例高血压性鼻出血患者进行了治疗观察。

【治疗方法】

云南白药组用浸有1%的丁卡因和呋麻液的棉片收敛后，找到出血部位，用 2 粒云南白药胶囊内的药粉撒在用生理盐水浸湿的纱条上填塞，48 小时后取出纱条，如仍有出血可再次填塞，出血部位不明或多部位出血者稍加压填塞；对照组只使用含碘仿纱条填塞止血。两组患者均控制血压，但不使用其他止血药物。

【治疗结果】

云南白药组单次治疗后有效率为70%，两次治疗后有效率为96.7%；对照组单次治疗后有效率为53.3%，两次治疗后有效率为66.7%，两组比较具有显著性差异（$P<0.01$）。

（2）岳晓荣[2]对 156 例各种原因导致鼻腔出血的患者进行了治疗观察，用1%的利多卡因鼻黏膜麻醉后，用云南白药制成含药纱条，做鼻腔深部填塞。治疗后99%的患者出血停止。

（3）杨晓红[3]用康复新和白药纱条填塞治疗；覃启才[4]用糜蛋白酶和云南白药混合纱条填塞，治疗各种原因引起的鼻腔出血，均取得了总有效率98%以上的治疗效果。

二、微波配合止血

田霜[5]将60例顽固性鼻出血患者随机分为两组。

【治疗方法】

两组均先清理鼻腔填塞物及分泌物，用2%利多卡因10mL加0.1%肾上腺素1mL，麻醉出血侧鼻腔2次，用鼻镜或鼻内镜探测到出血点，再用微波治疗仪凝固止血，止血后两组均用抗生素及止血剂。白药组加服云南白药胶囊，1次2粒，每天4次，连续服用1周。

【疗效标准】

显效：鼻出血停止，1个月内无复发。好转：鼻出血较治疗前明显减轻，1个月内仅有少量出血。无效：治疗前后鼻出血无变化。

【治疗结果】

云南白药组显效24例，有效5例，总有效率为96.67%；对照组显效18例，有效6例，总有效率为80%，两组比较具有显著差异（$P<0.05$）。

三、治疗鼻中隔黏膜糜烂溃疡并出血

（1）李爱玮，姜美香[6]将98例鼻中隔糜烂并出血患者随机分为两组。

【治疗方法】

白药组用生理盐水清洗创面，出血重者先用1%麻黄素棉片轻轻压迫，然后在备好的消毒油纱条（约2cm×1.5cm）上，撒一薄层云南白药粉贴敷于鼻中隔黏膜糜烂出血区，每天1次，3天1个疗程。对照组用20%硝酸银烧灼出血点至变白或用鱼肝油酸钠在出血点局部封闭，用红霉素软膏外涂，口服乙酰螺旋霉素、阿莫西林、维生素C、甲萘氢醌等，3天为1个疗程。

【疗效标准】

治愈：鼻中隔黎氏区黏膜肿胀、糜烂、溃疡消失；有效：黏膜光滑无再出血；无效：临床症状无改善。

【治疗结果】

云南白药组鼻中隔黏膜治愈总有效率为100%；对照组为78.26%。两组比较差异具有显著性意义（$P<0.01$）。

（2）杨艳，高秀云[7]对76例患者进行了观察，先明确出血部位及出血点，压迫止血后以50%硝酸银烧灼出血点至黏膜发白凝固。

【治疗方法】

白药组用生理盐水调和云南白药涂于消毒棉片上，贴敷于烧灼过的黏膜区，适量填塞棉球固定，1~2天更换1次，同时口服云南白药散剂0.5g，每天3次，治疗1周。对照组用红霉素眼膏涂于烧灼处，以棉片填塞，1~2天换药1次，同时口服安络血（卡巴克洛）及抗生素，治疗1周。

【治疗结果】

云南白药组总有效率为84.2%，对照组总有效率为73.7%；两组比较具有显著性差异（$P<0.05$）。

四、鼻腔围手术期的运用

（1）杨晓红，郑明秀等[8]对148例鼻内窥镜术围手术期止血进行了观察。

【治疗方法】

对照组采用常规消炎，药物喷鼻；白药组只加服云南白药胶囊1次2粒，每天3次，术前3天开始服用，服用至术后第3天。

根据术中吸引瓶中的出血量及所用纱条计算术中出血量，尽量不让患者将血咽下，如误咽，则同时记录术中呕吐咖啡色胃内容物量估计出血量，术后24~48小时拔出纱条，记录出血量。

【治疗结果】

白药组88例，总出血量为2800mL，平均1人出血量为31.82mL，总有效率为94.32%；对照组60例，总出血量为3950mL，平均1人出血量为65.83mL，总有效率为56.67%，两组比较具有显著性差异（$P<0.05$）。

（2）柴小花[9]在鼻内窥镜术中术前3天开始给患者服用云南白药胶囊，发现云南白药组患者在术中及术后出血量比对照组减少了三分之一。

（3）张明华，王淑霞[10]将云南白药用于鼻腔术后止血，将装有云南白药粉的消毒缸，在无菌操作下放入制成需要形状的可吸收性明胶海绵，盖好盖子后，摇动缸体，使云南白药均匀分布于明胶海绵内。可用于鼻腔鼻息肉摘除术、鼻窦手术等止血。

讨　论

鼻腔处由于黏膜较薄，血管丰富，因此在临床上出血较为常见，云南白药具有良好的止血、抗炎作用，在临床上可用于各种原因引起的鼻腔出血及鼻中隔糜烂等症。

❀ 参考文献 ❀

[1] 党海燕．云南白药治疗高血压性鼻出血的临床疗效分析[J]．中国医药指南，2009，7（21）：66~67.

[2] 岳晓荣．云南白药纱条填塞治疗鼻出血156例观察[J]．现代中医药，2005，25（4）：30.

[3] 杨晓红．康复新、云南白药局部应用治疗顽固性鼻出血[J]．中国中西医结合耳鼻咽喉科杂志，2003，11（1）：19.

[4] 覃启才．糜蛋白酶、云南白药局部应用治疗鼻出血疗效观

察［J］．中国中西医结合耳鼻咽喉科杂志，2003，11（6）：289.

［5］田霜．微波配合云南白药治疗鼻出血疗效观察［J］．实用中医药杂志，2010，26（1）：9.

［6］李爱玮，姜美香．云南白药治疗鼻中隔黏膜糜烂溃疡并出血52例［J］．中医外治，2007，16（4）：38.

［7］杨艳，高秀云．云南白药治疗鼻中隔利特尔区出血的疗效观察［J］．中国中西医结合耳鼻咽喉杂志，2007，15（6）：453.

［8］杨晓红，郑明秀，等．云南白药在鼻内窥镜术围手术期止血的疗效观察［J］．昆明医学院学报，2011，（5）：151～152.

［9］柴小花．云南白药在鼻内窥镜术围手术期止血的疗效［J］．新乡医学院学报，2003，20（3）：196～197.

［10］张明华，王淑霞．云南白药用于鼻腔术后止血探讨［J］．中医耳鼻喉科学研究杂志，2007，6（3）：6～9.

第三节　复发性口腔溃疡

口腔溃疡，又称为口疮，是发生在口腔黏膜上的表浅性溃疡，大小可从米粒至黄豆大小，呈圆形或卵圆形，溃疡面中心凹陷，周围充血。溃疡具有周期性、复发性及自限性等特点，好发于唇、颊、舌缘等。病因及致病机制仍不明确，诱因可能是局部创伤，精神紧张，食物、药物、激素水平改变及维生素或微量元素缺乏。云南白药具有抗炎、愈伤的作用，临床上也可用来治疗口腔溃疡。

一、外敷治疗口腔溃疡

（1）张达坤，郑建保等[1]让40例患者用淡盐水漱口后用棉签取适量云南白药粉，涂撒在口腔溃疡创面上，每天3次，临睡前增加1次，尽量延长药粉在创面上的时间，42例患者作为对照组，口服溶菌酶、维生素C、维生素B_2和口含华素片。

【治疗结果】

云南白药组2天内痊愈28例，4天内痊愈12例，总有效率为100%。对照组2天内痊愈14例，4天痊愈22例，6例无效。总有效率为80.3%。

（2）赵国孝[2]、刘丽华、王金葵[3]、李建英[4]等均使用同样的方法治疗口腔溃疡，均取得了良好的治疗效果。

二、治疗复发性口腔溃疡

闫志刚[5]对100例复发性口腔溃疡患者进行了观察。

【治疗方法】

云南白药组用温水清洁口腔，将云南白药粉用消毒棉签直接涂在溃疡面上，涂药后禁食、禁水15分钟，每天6~8次，7天一个疗程。对照组外涂中药锡类散粉剂，疗程用法相同。

【治疗结果】

云南白药的总有效率为86%，对照组总有效率为70%，相比之下有统计学意义（$P<0.01$）。

三、和其他药物联用治疗复发性口腔溃疡

王月华[6]在治疗该疾病时，先让患者用淡盐水漱口3次，清洁口腔，将维生素E外壳剥开，挤出液体，将适量云南白药粉调糊，涂于溃疡面，每天2~3次，配合维生素B_2，1次10mg，每天3次。

50 例患者 3 天内痊愈的为 34 人，4 天内痊愈的 16 人，总有效率为 100%。

讨　论

口腔溃疡是一种常见的口腔黏膜疾病，西医认为其与感染和自身免疫有关，中医认为其与燥、火二邪侵犯有关。云南白药是纯中药制剂，现代研究表明，此药具有止血、止痛、去腐生肌之功效，且能增加白细胞吞噬作用，涂于溃疡面上能清除坏死组织，杀菌，促进新生组织生长，加速创面的愈合。

❋ 参考文献 ❋

[1] 张达坤，郑建保，等 . 40 例口腔溃疡云南白药治疗对照观察 [J] . 西藏科技，2006 (3)：32.

[2] 赵国孝 . 云南白药治疗口腔溃疡 34 例报告 [J] . 西南国防医药，2004，14 (4)：440.

[3] 刘丽华，王金葵 . 云南白药治疗口腔溃疡 [J] . 中国民间疗法，2002，10 (5)：33.

[4] 李建英 . 云南白药口腔溃疡简方 [J] . 按摩与导引，2004，20 (1)：5.

[5] 闫志刚 . 云南白药治疗复发性口腔溃疡疗效分析 [J] . 中国误诊学杂志，2007，7 (24)：5790 ~ 5791.

[6] 王月华 . 云南白药维生素 E 治疗口腔溃疡 50 例疗效观察 [J] . 齐鲁药事，2006，25 (5)：311 ~ 312.

第四节　牙周炎

牙周炎是累及 4 种牙周支持组织（牙龈、牙周膜、牙槽骨和牙骨质）的慢性感染性疾病，往往引发牙周支持组织的炎性破坏，其主要临床表现是牙龈炎症，出血，牙周袋形成，牙槽骨吸收，牙槽骨高度降低，牙齿松动、移位，咀嚼无力，严重者牙齿可自行脱落或者导致牙齿的拔除。流行病学调查显示，牙周炎是我国成年人丧失牙齿的首位原因。

云南白药具有抗炎的功效，在临床上亦可用于牙周炎的治疗，具体方法如下。

（1）严嶔[1]对120例患者进行了观察。

【治疗方法】

对照组采取基础牙周炎治疗后，用3%双氧水（过氧化氢）和生理盐水依次冲洗牙周袋后，在牙周袋内局部应用派丽奥，1周1次，疗程为4周，白药组加服云南白药胶囊1次1粒，每天4次，其他治疗方法同对照组。

【疗效标准】

基本痊愈：牙龈基本恢复正常，牙周袋消失，牙齿稳固，X射线片示牙槽骨吸收停止。显效：牙龈红肿明显好转，牙周袋明显变浅，牙松动度明显减轻，X射线片示牙槽骨吸收停止。有效：牙龈红肿减轻，其他症状好转或减轻，X射线片示牙槽骨吸收减慢。无效：经治疗症状仍存在，牙龈指数无改变，牙周袋深度，牙松动无好转，X射线片示牙槽骨继续吸收。

【治疗结果】

白药组痊愈6例，显效32例，有效18例，无效4例，总有效率为93.3%；对照组痊愈3例，显效28例，有效20例，无效9例，总有效率为85%，两者比较具有显著性差异（$P<0.05$）。

（2）祁韶鹏[2]对36例牙周炎患者随机分为两组进行了治疗。

【治疗方法】

对所有牙周病患者进行基础治疗：全口超声龈上洁治及口腔

209

卫生指导（教会患者使用 Bass 法刷牙），1 周后，以此时为基线进行牙周检查，并记录每个位点的菌斑指数、牙龈指数、牙周袋探诊深度、龈沟出血指数。检查记录后作龈下刮治及根面平整术，然后将云南白药粉剂置于实验组牙周袋内，对照组不放任何药物，第 4 周、第 8 周复诊记录上述检查项目。

【治疗结果】

云南白药组和对照组之间在选取的 4 个指标上均有显著性的差异，云南白药组的治疗效果明显好于对照组（$P<0.05$）。

张荣[3]也采取了相同的方法对 100 例牙周炎患者进行了治疗，取得了总有效率93%的治疗效果。

（3）余梓东，邱敏坚等[4]在治疗急性智齿冠周炎时，将云南白药加入丁香油和自制细棉线浸泡，常规处理后将棉线置于患处，发现有效率为 92%，而放置碘酚（碘 20g，液态酚 60mL，甘油 20mL）的对照组有效率仅为 80%。两组间有显著性差异。

讨　论

任静，张艺蔓等[5]发现，牙周炎的发生的主要原因还是由于内分泌失调、免疫缺陷、精神压力、遗传、营养不良等造成免疫功能下降或紊乱有关，菌斑微生物等感染是次要因素。免疫力下降会导致人体白细胞功能降低，炎性反应加重，骨基质、胶原生成减少，久而久之会导致牙周部位不可逆的损伤。通过药理研究发现，云南白药可有效地促进巨噬细胞的吞噬作用，并可抑制角叉菜胶诱导的炎性反应，可有效地抑制炎性肿胀，并能促进体内碱性成纤维细胞生长因子和血管内皮生长因子的表达，加快血管的生长。王成坤等[6]在《云南白药修复犬牙实验性髓室底穿孔的组织学研究》中发现云南白药不仅使牙周组织炎症反应轻微，牙本质、牙骨质和牙槽骨吸收缓慢，并有利于牙骨质和牙槽骨的再生和修复。

　　因此，云南白药可有效促进牙周炎的修复，有望成为临床上治疗牙周炎的有效药物。

❁ 参考文献 ❁

［1］严钦．云南白药联合派丽奥治疗牙周病的临床观察［J］．医学信息，2011，24（8）：5319～5320.

［2］祁韶鹏．云南白药辅助治疗牙周炎临床疗效观察［J］．西南军医，2010，12（3）：490～491.

［3］张荣．云南白药辅助治疗牙周炎100例临床疗效观察［J］．吉林医学，2011，32（33）：7062.

［4］余梓东，邱敏坚．云南白药在急性智齿冠周炎治疗中的应用［J］．中医研究，2004，17（2）：60～62.

［5］任静，张艺蔓．云南白药治疗伴糖尿病牙周炎药理学作用的理论基础［J］．昆明医学院学报，2008，（2B）：196～200.

［6］王成坤，蔡家骏，等．云南白药修复犬牙实验性髓室底穿孔的组织学研究［J］．中国中西医结合杂志，1994，14（6）：357～359.

第十章　皮肤科的应用

第一节　带状疱疹

带状疱疹是由水痘－带状疱疹病毒引起的急性感染性皮肤病。夏秋季的发病率较高；发病初期，常伴有低热、乏力等症状，疱疹初期，皮肤上会出现不规则或者椭圆形的红斑，数小时后，发展成为水疱，随着病情的发展，能合并为大水疱，严重者会发展成为血疱，如发生继发性感染，则会出现脓疱。发病时疼痛较为剧烈。

云南白药具有消炎止痛、解毒消肿、化瘀生肌之功效，临床上可用来治疗带状疱疹，具体方法如下：

一、云南白药散剂直接外敷

（1）黄雪云等[1]采用云南白药治疗带状疱疹的疗效观察。

【治疗方法】

可先用生理盐水和75%酒精清洗患处，用无菌注射器从疱壁底部抽出泡液，再将云南白药均匀涂于患处，易摩擦部位用无菌纱布包扎，每天2次，8天为1个疗程；对照组用阿昔洛韦软膏，其他处理方法同实验组。

【治疗结果】

白药组和对照组各23例，其中白药组有效率为95.65%，对照组有效率为73.91%[1]。

（2）宋慧锋等[2]采用了用生理盐水将白药调成糊状外敷的方法来治疗带状疱疹；杨珍[3]采用食醋将白药调成糊状外敷的

方法，甚至直接用冷水调和白药[4]，均取得了良好的治疗效果。

二、中西医结合疗法

（1）孙关昌[5]采用阿昔洛韦配合云南白药治疗带状疱疹的疗效观察。

【治疗方法】

白药组每天静脉滴注阿昔洛韦，然后用麻油调和云南白药，外敷患处，每天 2~3 次。对照组仅静脉滴注阿昔洛韦。7 天为一个疗程，治疗后 3 天、5 天、7 天分别观察疱疹大小、疼痛、结痂等情况。

【治疗结果】

白药组在止疱时间、止痛时间、结痂时间和痊愈时间上均少于对照组（$P<0.01$）[5]。

林锐丰，何小萍[6]采用此治疗方法对 30 例患者进行治疗，也取得了良好的治疗效果。

（2）此外，苗伟，张瑞梅[7]用阿昔洛韦软膏配合云南白药外用；刘月芬[8]用云南白药外敷和静脉滴注病毒唑（利巴韦林）的治疗方法治疗带状疱疹，发现治疗效果都很理想。

三、理疗配合云南白药治疗带状疱疹

（1）陈宏等[9]采用刺络拔罐联合云南白药治疗带状疱疹的疗效观察。

【治疗方法】

皮肤常规消毒后，用三棱针在疱疹中心点穿刺，针数随着患处皮损面积而定，再用大口径的火罐在针刺处拔罐，约 8~12 分钟。拔罐后擦净皮肤，用食醋将云南白药调成糊状，每天 2 次，对照组采用阿昔洛韦软膏，每天 4 次。两组均连续使用 1 周。

【治疗结果】

白药组在止痛时间、消肿时间、结痂时间、痊愈时间及病程上，均明显好于对照组（$P<0.01$）[9]。

（2）陈一卫等[10]也采用此方法，取得了100%的治疗效果；孟克[11]采用先给予半导体激光照射，然后将用菜籽油调成糊状的云南白药外敷，再用 TDP 治疗器照射患处的方法对带状疱疹进行治疗，治疗效果良好。

四、云南白药治疗带状疱疹后遗神经痛

（1）吴丽莎等[12]采用口服云南白药胶囊配合其他疗法治疗带状疱疹后遗症的疗效观察。

【治疗方法】

口服云南白药胶囊，1 次 2 粒，1 天 2 次，配合按摩患处或用微波和 TDP 照射。

【治疗结果】

止痛显效最快 1 天，最慢 6 天，有效率 100%[12]。

（2）初金玉等[13]人采用丹参注射液注射，内服阿昔洛韦片、维生素 B_1、维生素 B_{12}、去痛片（索米痛片）及糖皮质激素配合云南白药气雾剂外用；宋启霞等[14]采用血府逐瘀汤配合云南白药外敷；杨敏等[15]用电针针刺后，配合云南白药外敷等方法治疗后遗神经痛，均有良好的治疗效果。

讨 论

带状疱疹以局部皮肤红肿、疼痛、疱疹等为主要特征，中医认为本病由于正气虚弱，感染湿热邪毒，邪毒滞留体内，客于经络、熏灼肌肤所致，云南白药不仅能抗炎、消肿，还能促进肉芽组织的增生，从而达到促进创面快速愈合的作用。在临床上应用云南白药治疗带状疱疹，许多患者外敷云南白药后，当时即有清

凉感，疼痛明显减轻。同时，从上文大量的文献中也可看出，云南白药也可有效地促进带状疱疹的治愈，且费用低廉，使用安全，值得临床推广使用。

❈ 参考文献 ❈

[1] 黄雪云，等．云南白药治疗带状疱疹的疗效观察 [J]．吉林医学，2006，27（9）：1103.

[2] 宋慧峰，等．云南白药外用治疗带状疱疹的临床观察及护理 [J]．中国中医急症，2007，16（9）：1165.

[3] 杨珍．云南白药外敷治疗带状疱疹的疗效观察及护理 [J]．全科护理，2010，8（11）：964.

[4] 卢森建，郭妍玲．云南白药外敷治疗带状疱疹疗效观察 [J]．中国药物与临床，2008，8（9）：704.

[5] 孙关昌．阿昔洛韦联合云南白药治疗带状疱疹52例疗效观察 [J]．中医临床研究，2011，3（2）：69.

[6] 林锐丰，何小萍．阿昔洛韦联合云南白药治疗带状疱疹的疗效评价 [J]．海南医学，2006，17（11）：125.

[7] 苗伟，张瑞梅．云南白药外治带状疱疹48例 [J]．中医外治杂志，2006，15（3）：43.

[8] 刘月芬．中西医结合治疗带状疱疹59例 [J]．现代中西医结合杂志，2008，14（35）：5501.

[9] 陈宏，文景爱，等．刺络拔罐联合外敷云南白药治疗带状疱疹的疗效观察与护理 [J]．国际中医中药杂志，2009，31（1）：54.

[10] 陈一卫，陈一红，等．针刺、拔罐及外敷云南白药治疗带状疱疹38例 [J]．中医外治杂志，2011，21（2）：23.

[11] 孟克．理疗配合外用药物治疗带状疱疹的临床体会 [J]．中国医学创新，2010，7（27）：8～9.

[12] 吴丽莎等.云南白药胶囊治疗带状疱疹后遗症30例 [J].中国民间疗法，2007，15（5）：39.

[13] 初金玉等.中西医结合治疗带状疱疹后遗神经痛疗效观察 [J].牡丹江医学院学报，2009，30（5）：67～68.

[14] 宋启霞，张建.血府逐瘀汤加减合云南白药治疗带状疱疹后遗神经痛32例 [J].实用中医药杂志，2006，22（9）：543.

[15] 杨敏，阳媚.电针围刺法配合云南白药治疗带状疱疹后遗神经痛临床观察 [J].中国现代药物应用，2008，2（24）：76～77.

第二节　褥　疮

褥疮，也称为压疮、压力性溃疡，是由于局部组织长期受压，发生持续的血液循环障碍，导致局部长期处于缺血、缺氧和营养不良的状态而导致的疾病。皮肤的褥疮在康复科和护理中心是一种很常见的疾病。

云南白药具有活血化瘀、消肿止痛的功效，并能够有效促进伤口愈合，为复方纯中药制剂，临床上许多医师用其来治疗褥疮，经过大量的文献查阅及筛选，现总结如下：

一、云南白药粉直接外敷

患者病情：Ⅲ～Ⅳ期褥疮。

（1）罗郴[1]用云南白药粉外敷治疗褥疮的疗效观察。

【治疗方法】

局部治疗用药前首先清除局部坏死组织和脓性分泌物，用络合碘清洗干净后，白药组用云南白药粉剂均匀涂于创面，厚度约

0.2～0.3mm，然后用无菌纱布覆盖创面，每天换药1次；对照组用络合碘涂搽，并用络合碘纱布持续湿敷，上面均匀喷洒庆大霉素注射液，每天换药1次[1]。

【治疗结果】

白药组共24例，治愈20例；对照组共24例，治愈7例，两组比较有统计学意义（$P<0.01$）[1]。

（2）杨水娇[2]、钟雨，周秋梅[3]、刘香云，赵芳[4]等均采用此方法，对Ⅱ～Ⅳ期的褥疮进行治疗，均取得了良好的效果。

二、云南白药粉加75%酒精

患者病情：Ⅲ期褥疮。

（1）刘永红[5]用云南白药粉加75%酒精外敷治疗褥疮的疗效观察。

【治疗方法】

白药组24例：褥疮表面及周围皮肤用0.9%生理盐水清洁后，根据疮面面积按0.25g云南白药粉加75%酒精0.3mL的配比，取云南白药加75%酒精混合调匀涂于疮面，用鹅颈灯照射疮面，照射距离25cm，照射时间10～15分钟，采取暴露疗法，每天用药3次。治疗期间，接触疮面受压，保持局部清洁、干燥，6天为一个疗程。对照组24例：采用常规外科无菌换药法，其余步骤同白药组相同。两组均治疗一个疗程[5]。

【治疗结果】

结果发现白药组痊愈18例，显效5例；对照组痊愈8例，显效4例；两组疗效比较白药组高于对照组，经过统计学比较，两者具有显著差异[5]。

（2）此外，黄筱青在临床上运用75%的酒精混合云南白药，治疗Ⅰ～Ⅲ期褥疮，也取得了满意的效果[6]。

三、无菌蒸馏水调云南白药外敷

患者病情：Ⅱ～Ⅲ期褥疮。

（1）苏桂芹等[7]用云南白药胶囊治疗褥疮的疗效观察。

【治疗方法】

用药前两组均用生理盐水清洗褥疮创面，用无菌镊子和剪刀清除腐败组织，再用75%酒精棉球消毒褥疮周围皮肤。白药组用云南白药胶囊1粒（0.25g）加无菌蒸馏水10mL，也可根据创面大小有比例地增减剂量，调和均匀后直接涂褥疮创面，或覆盖于创面，每天1次，采用暴露疗法。对照组用传统疗法，即外涂氯霉素粉剂，每天3次。

【治疗结果】

20天内，实验组褥疮的治愈率为90%，而对照组的治愈率为20%，实验组明显优于对照组（P<0.01）[7]。

（2）潘春莉[8]、王双[9]等也采用蒸馏水调匀白药后外敷来治疗Ⅱ～Ⅲ期褥疮，取得了良好的治疗效果。

四、云南白药和其他药物联用

患者病情：Ⅰ～Ⅲ期褥疮。

（1）邓杏岩[10]采用云南白药联合甲硝唑、维生素 B_2 治疗褥疮的疗效观察。

【治疗方法】

两组均给予褥疮常规护理与营养支持治疗。各期褥疮均用2.5%碘常规消毒病灶处及周围皮肤；对Ⅱ期、Ⅲ期褥疮清理创面，对皮肤溃烂、分泌物较多患者用3%过氧化氢溶液擦洗，去除腐肌和痂块，再用生理盐水彻底清洗疮面。对照组予以呋喃西林纱条覆盖病灶，每天换药1次。治疗组于病灶处涂抹云南白药糊剂（云南白药4g，甲硝唑片0.8g，维生素 B_2 片20mg，混合碾碎，加入生理盐水，在无菌瓶中调成糊状），厚度 0.3 ~ 0.5mm，每天换药 1 次。均以 4 周为一个疗程[10]。

【治疗结果】

白药组的总有效率为 91.43%，对照组的总有效率为 69.7%，两组比较有显著性差异（$P<0.05$）[10]。

（2）张文平[11] 等使用云南白药和紫草、白芨、地榆、金银花、蒲公英、黄柏、洗必泰（氯己定）、冰片、氧化锌、麻油、珍珠粉等药物混合调成糊状，用红光对创面照射后，涂敷上述药物来治疗Ⅲ~Ⅳ期褥疮，起到了加速局部血液循环，促进创面愈合的效果。

五、根据病情治疗

彭亚兰[12] 将 176 例患者随机分为两组。

【治疗方法】

对照组采用红花酒精涂搽患处；白药组中，根据不同病情，采取了不用的治疗方式：对Ⅰ期褥疮患者用 75% 酒精将白药调成糊状，涂于患处，每天 2 ~ 3 次；对于Ⅱ期褥疮患者，先按无菌操作法抽出泡中的液体，再将云南白药直接撒于患处，用无菌纱布包扎，每天 1 次；对于Ⅲ期褥疮，患者出现脓性分泌物及组织坏死，则先用 3% 双氧水（过氧化氢）和生理盐水清洗，碘伏消毒，去掉坏死组织，再外敷云南白药散剂，无菌纱布包扎，每天 1 次。

【治疗结果】

白药组平均治愈时间为 13.5 天，总有效率为 86%，对照组平均治愈时间为 28 天，总有效率为 54%。

讨　论

褥疮是由于局部长期受压，多发生于缺乏脂肪组织保护，肌肉较薄或无肌肉包裹的骨隆突处。是临床上最常见的并发症之一，多见于长期卧床、肢体瘫痪、行动不便的患者。

　　由于局部组织长期处于缺血状态，从而导致局部组织损伤，产生红斑、水泡和溃疡，而云南白药具有活血化瘀、抗炎、促进肉芽组织生长等功效，因此，运用云南白药治疗褥疮不但可以代替抗生素外用起到杀菌的效果，还可以有效地加速伤口愈合，同时，白药粉直接外敷于创面还可防止创面与纱布粘连，损伤新生的肉芽组织，与碘伏和75%酒精等联用，可使消毒杀菌效果更好。目前，在临床上已有许多医师用云南白药来进行褥疮的治疗，均取得了较好的治疗效果。

✻ 参考文献 ✻

[1] 罗郴. 云南白药粉剂外敷治疗褥疮的效果观察 [J]. 当代护士，2008，(9)：69～70.

[2] 杨水娇. 云南白药治疗溃疡期压疮的疗效观察 [J]. 当代护士，2008，(11)：84～85.

[3] 钟雨，周秋梅. 云南白药在压疮康复中的应用 [J]. 医学信息，2010，23 (11)：4059.

[4] 刘香云，赵芳. 云南白药粉剂在褥疮治疗效果观察 [J]. 中外医学研究，2011，9 (11)：52.

[5] 刘永红. 75%酒精加云南白药粉治疗Ⅲ期褥疮效果观察 [J]. 中外医学研究，2012，10 (3)：133.

[6] 黄筱青. 云南白药联合酒精治疗褥疮的护理体会 [J]. 齐齐哈尔医学院学报，2009，30 (4)：507.

[7] 苏桂芹，刘丽影. 云南白药治疗Ⅱ度、Ⅲ度褥疮的临床观察 [J]. 吉林医学信息，2007，24：(1～2).

[8] 潘春莉. 云南白药治疗褥疮12例体会 [J]. 现代中西医结合杂志，2007，16 (23)：3294.

[9] 王双，王琪. 云南白药治疗Ⅱ度、Ⅲ度褥疮的临床观察

[J]. 当代护士, 2006 (1): 72.

[10] 邓杏岩. 云南白药联合甲硝唑、维生素 B_2 外用治疗褥疮 20 例 [J]. 传统医药, 2010, 19 (16): 74.

[11] 张文平. 中西医结合治疗重度褥疮的护理体会 [J]. 实用 医技杂志, 2008, 15 (32): 4688~4689.

[12] 彭亚兰. 云南白药治疗褥疮疗效分析 [J]. 中国现代药物 应用 [J], 2011, 5 (1): 110.

第三节 皮 炎

皮炎患者大多数有着不良的生活习惯, 如过频繁地使用香皂、洗面奶等皮肤清洁剂, 不注意对紫外线防护, 或接触细菌、真菌、致敏物质而造成的, 导致皮炎的原因有很多, 这里只介绍几种临床上常见的皮炎及运用云南白药的治疗方法。

一、治疗放射性皮炎

(1) 罗秀玲等[1]用云南白药治疗放射性皮炎的疗效观察。

【治疗方法】

用生理盐水清创后, 取 2~4g 云南白药散剂直接涂于创面, 每天 1~2 次, 对照组按相同方法, 清创后涂湿润烧伤膏, 厚约 1mm, 每天 3~4 次。

【治疗结果】

云南白药组总有效率为 97.5%, 对照组总有效率为 82.5%[1]。

(2) 鞠小梅[2]采用清创后用注射器抽出泡中液体, 吹氧 15 分钟后将云南白药涂于破溃处来治疗 Ⅱ 度放射性皮炎, 疗效明显。

二、治疗隐翅虫皮炎

朱桂红等[3]用云南白药治疗隐翅虫皮炎的疗效观察。

【治疗方法】

无皮肤破损者，用肥皂水反复清洗 2 ~ 3 次；有皮肤破损及脓性分泌物者，用 2% 双氧水（过氧化氢）和生理盐水清洗；清创后将云南白药散剂用冷开水或食醋调成糊状，涂于患处，每天 3 次。

【治疗结果】

257 例患者均治愈，无不良反应[3]。

三、治疗静脉曲张导致的瘀积性皮炎溃疡

邹本宪等[4]用云南白药治疗瘀积性皮炎的疗效观察。

【治疗方法】

用消毒花生油将云南白药调成糊状，清创后均匀涂抹约 3mm 厚，纱布包裹，换药时用 75% 酒精擦拭。并给予口服药物（复方丹参片，1 次 2 片，每天 3 次；葡萄糖酸锌片，1 次 70mg，每天 2 次；红霉素片，1 次 0.25g，每天 3 次）；对照组只用绷带包扎患处，并给予相同的口服药物。

【治疗结果】

通过 64 例的临床观察，发现云南白药组总有效率为 94%，对照组总有效率为 73%[4]。

讨　　论

云南白药有活血化瘀、抗炎消肿、清热解毒、去腐生肌的功效，外敷使用可以帮助多种皮炎及皮肤疾病的恢复。

❀ 参考文献 ❀

[1] 罗秀玲，潘琳，等．云南白药粉治疗放射性皮炎的疗效观察 [J]．贵州医药，2010，34（8）：739~740.

[2] 鞠小梅．联合用药治疗急性放射性皮炎 21 例临床护理 [J]．齐鲁护理杂志，2009，15（7）：113~114.

[3] 朱桂红，靖炳新，等．云南白药治疗隐翅虫皮炎 257 例 [J]．中国社区医师，2011，13（2）：100.

[4] 邹本宪，邹迎春，等．云南白药粉外用治疗瘀积性皮炎溃疡 64 例 [J]．中国煤炭工业医学杂志，2005，8（6）：604.